静脉图像修复与增强

王 军 潘在宇 申政文 左慧园 著

科学出版社

北 京

内 容 简 介

　　手部静脉识别是一种新兴的身份识别技术。与其他生物特征识别相比，手部静脉识别技术具有高安全性、活体检测性和便利性等特性，也是目前最有效的生物特征识别模式之一。本书主要阐述手部静脉识别技术。首先介绍图像修复与增强的研究意义、国内外静脉图像研究现状，然后论述自制的静脉图像数据采集系统，针对静脉图像采集过程中存在诸多不可避免的因素，造成静脉识别系统对静脉信息表征能力不足的问题，提出基于融合可变形模块的 U-Net 网络、基于非局部对抗的生成对抗网络、基于分离与表示的生成对抗网络的静脉图像修复方法，以及基于 Actor-Critic、多尺度特征融合、特征解耦学习的低曝光静脉图像增强方法。

　　本书可供从事图像处理、模式识别(尤其是生物特征识别方向)研究的专业技术人员以及信息处理、计算机科学等专业的研究生参考。

图书在版编目(CIP)数据

静脉图像修复与增强/王军等著.—北京：科学出版社，2023.11
　ISBN 978-7-03-076642-7

　Ⅰ.①静⋯　Ⅱ.①王⋯　Ⅲ.手-静脉-身份认证-图像处理　Ⅳ.①R319
②TN911.73

　中国国家版本馆 CIP 数据核字(2023) 第 197217 号

责任编辑：惠　雪／责任校对：郝璐璐
责任印制：张　伟／封面设计：许　瑞

科 学 出 版 社 出版

北京东黄城根北街 16 号
邮政编码：100717
http://www.sciencep.com

北京中石油彩色印刷有限责任公司 印刷
科学出版社发行　各地新华书店经销
*

2023 年 11 月第　一　版　开本：720×1000　1/16
2023 年 11 月第一次印刷　印张：7 3/4
字数：157 000

定价：89.00 元
(如有印装质量问题，我社负责调换)

前　言

　　静脉识别技术凭借其唯一性、高精确性、高防伪性等优势受到广泛关注。静脉图像采集过程中，诸多不可避免的因素导致采集的图像出现背景灰暗、对比度低、拓扑结构不明显、细节信息丢失等问题，造成静脉识别系统对静脉信息表征学习能力不足，影响静脉识别系统的准确率和稳定性。

　　本书提出基于深度学习的手部静脉图像修复与增强方法，主要内容如下：

　　基于融合可变形模块的 U-Net 网络的静脉图像修复方法。U-Net 网络跳跃式引入一个空间转换网络层，即可变形卷积网络 (deformable convolutional networks)，修复缺失图像整体结构和细节信息，更好地学习因图像采集问题导致缺失部分信息的静脉图像与其周围图像信息之间的关系。解码器图像修复引入风格感知损失与对抗损失，在这种约束下，缺失信息的区域中的解码器特征可用于指导已知信息区域中编码器特征。实验结果表明，该算法对一些现有的图像修复效果有一定的提高。

　　基于非局部对抗的生成对抗网络的静脉图像修复方法。根据手背静脉图像信息的分布特性，采用级联式的深度网络修复框架将静脉分割图像与静脉图像进行特征融合，有效地利用静脉血管图像的关键信息。为了有效挖掘手背静脉图像以及分割图像的几何信息特征，在修复网络中引入非局部对抗网络块。采用全局与局部对抗损失以及图像感知损失，保证生成静脉图像整体与原始图像的一致性。将此算法与多个图像修复算法对比，同时在多个数据集中进行实验，表明该算法在静脉图像修复方面的高效性。

　　基于分离与表示的生成对抗网络的静脉图像修复方法。此方法是将成对数据分解为共享部分和独占部分来学习分离，给出一种基于互信息估计的表示学习模型，从静脉关键点与完整的图像进行成对学习实验，学习到关于静脉网络由点生成线的分离表示，实现对静脉图像严重缺失的良好修复。实验结果表明，该方法在表示解纠缠方面，有效地解决修复手背静脉图像缺失问题。

　　基于 Actor-Critic 的低曝光静脉图像增强方法。此方法使用多个图像编辑操作的滤波器 (对比度、饱和度、白平衡、曝光和色调曲线函数) 与深度强化学习中的 Actor-Critic 框架相结合，通过网络训练的方式选取图像编辑滤波函数的操作以及函数参数，对低曝光的静脉图像进行全局图像处理，提高静脉图像的亮度和对比度。实验表明，该方法可以逐步恢复低曝光静脉图像的亮度信息和对比度，图像的视觉效果和定量指标都得到提高；细节增强模块可以弥补处理过程中的细节信息丢失问题，增强了静脉拓扑结构和一些较细的静脉血管信息；使用经典的静脉识别框架 VGG16 对增强前后的静脉图像进行识别，识别率得到显著提升。

基于多尺度特征融合的低曝光静脉图像增强方法。此方法模型由静脉多尺度融合残差块堆叠构成，其中，残差块包含 3 个多分支网络，提取不同尺度的静脉图像特征。首先将静脉图像经卷积层提取不同尺度的图像特征，再将不同尺度分支的高低层特征使用特征连接的方式进行特征融合，便于网络挖掘更多的图像信息，在残差块中引入通道注意力机制提升特征的利用率。实验表明，该方法可以灵活设置模型的大小，使网络取得更好的增强效果；使用端到端的静脉多尺度融合残差块可以恢复低曝光静脉图像的亮度信息，从而增强静脉图像的对比度。

基于特征解耦学习的低曝光静脉图像增强方法。此方法首先通过预训练的自编码网络提取背景明亮的静脉图像的主要纹理特征；然后，将静脉纹理特征输入到用于特征解耦的自编码网络作为网络的监督信号，使低曝光静脉图像的纹理特征和背景特征解耦；最后，由于解耦之后的静脉纹理特征与正常曝光的静脉图像纹理特征非常相似，因此，使用低曝光静脉纹理特征重建背景明亮的静脉图像，弱化背景信息在静脉图像重建过程中的影响，实现低曝光静脉图像增强。实验表明，单独利用低曝光静脉图像的纹理特征重建静脉图像与正常曝光纹理特征重建的图像非常相似，表明特征解耦的有效性；与其他算法对比，该方法虽然会导致静脉图像经过特征解耦丢失少量细节信息，但是模型的参数量和训练时间明显减少，并且有效恢复低曝光静脉图像的背景亮度和图像对比度。

本书的出版得到科技创新 2030——"新一代人工智能" 重大项目 (2020AAA0107300)、中国矿业大学研究生教育教学改革研究与实践项目 (YJSJG-2018-005)、中国矿业大学学科前沿科学研究专项项目 (2018XKQYMS26) 等资助和支持，在此表示感谢。

限于作者水平，书中难免存在疏漏和不足之处，恳请读者批评指正！

作　者

2023 年 5 月

目　　录

第 1 章　绪　　论

1.1　静脉图像修复与增强概述

随着互联网技术高速发展,网络信息已成为人们生活中必不可少的一部分,如何在信息化与万物物联快速发展的时代保护人员身份信息安全问题已变得不容忽视。身份认证是目前确保人员信息安全最有效的方法之一。虽然传统的身份认证技术已经成熟,例如密码、ID 磁卡,但存在易损坏、易丢失、易伪造等问题,安全等级不高,易对个人或者社会造成重大财产损失。因此,为了有效解决以上问题,生物特征识别技术逐渐走进人们的视野。生物特征主要是指人体生理或者行为特征,将其作为身份识别或者身份认证具有很高的安全性。人体特征用作生物特征识别的信息比较丰富,如基于人体生理可视化特征主要有指纹、掌纹、人脸等,基于人体表内隐藏的人体特征信息主要有静脉信息、虹膜信息等。这些基于人体表面与表内的特征信息要比单纯的简单数字密码更具有优势,主要表现在唯一性、稳定性、永久性和安全性等。

生物特征信息识别技术已在各个领域广泛应用,例如我国的身份证、欧盟的生物识别护照、美国的访客系统。据统计,近年来全球生物识别市场规模增长较快,全球生物特征识别技术和应用从 2015 年的 137 亿美元上升到 2021 年的 300 亿美元。目前国内生物特征识别技术应用规模已突破百亿元。生物识别技术已经应用到多个领域,如指纹识别应用于打卡、手机解锁、密码安全等,人脸识别应用于安全支付、罪犯检测等。而静脉识别随着其活体检测与隐蔽性强的优势,在生物特征识别技术上的应用也逐渐引起关注,静脉识别技术研究也成为热门。在静脉识别与应用方面,国家相关部门提出标准化要求,旨在加快静脉识别系统的推广和应用。静脉识别技术伴随着信息科技与个人信息安全的需求,正迎来其成为流行的生物特征识别之一的发展。在信息安全的高需求、高标准的准则下,静脉识别技术与其他多种生物识别技术交叉融合将是其快速发展的趋势。生物特征识别技术应用广泛,针对多种静脉识别的生物识别技术将会更成熟,生物特征识别技术具有很大的发展潜力,增速稳定,未来基于生物特征识别技术的产品市场前景广阔。

近年来,随着人工智能领域的井喷式发展,诸多信息科技公司对生物特征识别技术都加强研发力度。如今生物特征识别技术在移动支付、智能安防等方面的表现大放异彩，市场更是加大对生物特征识别技术的需求。

静脉识别相比其他生物特征识别如指纹、虹膜、人脸、语音、掌纹等，具有活体识别、体内特征、非接触检测和安全性高等独特优势，已逐渐应用在高设防、高安全环境下的身份认证。

基于静脉的生物特征信息应用，手部多源生物信息使用较为广泛，包括手部静脉、掌纹、指纹等特征信息。然而作为信息的载体之一，图像信息在传输过程中会出现信息丢失、缺损、毁坏等问题。这将大大降低生物特征识别的识别效率，如何建立完善的生物特征识别系统，是对生物特征识别技术广泛应用的一个考验。

在这些特征信息应用时，其高质量以及丰富的图像信息是静脉生物特征信息广泛应用的关键，然而静脉生物特征信息采集是根据活体状态进行采集的，静脉信息图像的质量也会受限于人体状态、设备状态、光源污染、传输信息丢失等，出现因各种情况引起的图片质量低下、噪声污染、图像信息大面积缺失等问题。因此，在应用生物特征信息时，丰富完整的图片信息尤为重要。为此，本书着重对手部静脉图像的修复和低曝光静脉图像增强进行研究，结合深度学习进一步研究生物特征信息修复的网络架构。

1.2　静脉图像修复研究现状

信息技术快速发展，各种信息的载体不断涌现，图像是目前主要信息载体之一。在图像信息作为载体传输时，分享信息的用户会对相应的信息进行预处理，例如，图像采集、提取感兴趣的图像区域、缩减和拉伸图像，这些操作都会造成图像信息的损失，在信息表达其代表的意义时就会产生一系列负面效果。因此，补全与重构这些破损的、缺失的视觉信息已成为计算机视觉领域的热门课题。

在图像修复算法中，传统的图像修复算法一直占据主要位置，其修复方式主要是从结构与纹理方面进行的，但由于传统算法在图像修复方面的复杂设定以及较弱的语义信息学习能力，其局限性较大，并没有广泛的适用性。随着深度学习在计算机视觉与图像方面的应用，为图像修复带来技术革新，使得图像缺失修复工作效率得到极大提升。基于深度学习的图像修复算法成为当前热门的研究工作。数字图像修复工作的简要发展如图 1-1 所示。

1.2.1　传统的图像修复方法

传统的图像修复方法主要有基于扩散机制的图像修复和基于纹理合成的图像修复。前者是根据图像缺失部分的边缘信息来确定扩散的方向，由已知的图像信息向缺失部分扩散，该方法只是针对小块图像缺失有一定的效果，对于大块图像

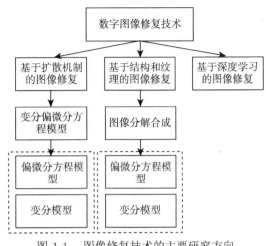

图 1-1 图像修复技术的主要研究方向

缺失,尤其是对纹理信息,其表现学习能力严重不足,导致生成的纹理信息丢失严重[1-6]。基于纹理合成的图像修复是根据匹配原则,在已知的信息中寻找较为匹配的信息,来对图像缺失部分进行填充,该方法对纹理部分修复有一定效果,但是其主要应用于特征简单、纹理较为单一的图像。如果对特征信息以及背景复杂的图像进行修复时,针对图像缺失部分的匹配将是一个巨大的工程[7-9]。

在图像修复技术发展中,传统的图像修复方法主要是基于人工标注,程序复杂,耗费大量的人力。在缺失图像修复效果上,传统的图像修复方法在图像局部小块缺失时表现较好,但在图像出现大部分缺失时,则表现力不从心,不仅修复难度大、工作繁琐,图像修复易于出现图像坍塌严重的现象。其主要原因是在理解图像的内容方面,传统图像修复方法更趋于机械化,修复时更多关注的是缺失部分与已知信息的关系,而更多的图像信息则无法触及,上下文整体信息更是不能进行学习。随着深度卷积神经网络技术的出现,利用计算机在图像特征学习能力得到极大提升,无须繁琐的人工标注,整个图像信息的学习能力达到全新状态。因此,基于深度学习的图像修复算法成为当前的热门研究工作,其优异的图像修复能力使图像修复工作趋于高效。

1.2.2 基于深度学习的图像修复

随着深度学习理论与技术架构的不断更新,计算机视觉与图像处理方面的应用与研究得到快速发展[10-13]。目前采用深度学习进行图像缺失的修复,基于深度卷积神经网络和基于深度生成对抗网络的修复技术被广泛提出。前者的网络结构主要是基于自动编解码 (auto encoder-decoder) 网络,主要结构是由编码网络与解码网络组成[14],其经典算法为上下文编码器 (context encoder)[15],该算法是利用深度卷积神经网络上下文特征信息的有效学习能力与编码-解码的重构能力对缺失图像进行重构与修补，因其缺少有效的约束，图像修复具有一定的效果，而在高级语义信息方面，其修复能力有限则表现不足；另一个经典算法是由 Google 提出的基于循环卷积神经网络的图像修复算法——像素递归神经网络 (PixelRNNs)[16]，利用深度卷积神经网络对排列的像素点进行预测，该算法虽然有一定的修复效果，但是在应用方面主要趋于均匀的像素层面，针对缺失部分较大的图像，其修复能力较差。随着生成对抗网络 (generative adversarial network, GAN) 的提出，尤其是深度卷积生成对抗网络 (deep convolution generative adversarial network, DCGAN) 的出现，加快了图像修复的高效化发展[17]。基于 DCGANs 的图像修复模型更是层出不穷，基于生成对抗网络的修复技术在图像生成领域的巨大优势对图像缺失修复的能力得到很好的应用。

随着技术不断更新，基于深度卷积神经网络的图像处理任务，提出了较多的交叉应用理论，使得计算机处理图像的性能得到极大提升[12,18-20]。基于图像修复的研究工作，主要包含无监督理解和生成自然图像。其中，基于无监督学习与生成网络的工作在图像修复任务中具有巨大优势。在图像语义修复的相关工作中，卷积神经网络对图像特征信息优异的学习能力使其在图像修复工作中大放异彩，卷积神经网络训练用于 ImageNet 分类，是基于深度卷积神经网络在特征大规模学习应用的典范[21,22]。深度无监督学习在图像修复中得到广泛应用，使得网络摆脱人工标注而自主学习。最早的无监督学习是基于自动编码器的，自动编码器对图像进行编码与解码，去噪自动编码重建含有噪声的图像等都是典型的无监督学习的应用[23-30]。目前，随着计算机视觉的发展尤其是深度卷积神经网络算法，图像修复方面的研究已经获得诸多成果，图像恢复和生成方面都有很好的表现[15,31-38]。在深度学习修复图像中，图像生成自然图像的生成模型是重要的研究环节[39-41]。在生成对抗网络 (GANs) 的基础上，诸多改进的卷积体系结构和新的优化超参数被提出，在图像生成方面产生令人惊叹的效果[42]。

1.2.3 静脉血管图像修复

图像修复虽然已有诸多算法，但静脉图像修复算法主要用于视网膜血管的研究，诸如，基于图搜索算法搜索断开血管段的重连路径[43]；从视网膜血管网络的几何结构中利用自组织特征映射 (self-organizing feature mapping, SFOM) 神经网络训练代价函数用以评估血管连接可行性[44]；利用流体动力学建模来确定血管间的连通性[45]。

手部静脉血管图像残缺的修复研究较少，大多采用基于分形理论的修复方法。此修复方法对多个交叉点同时残缺或者较大区域残缺时就显得困难[46,47]，因此，为了得到完整、质量高的手部静脉图像，生物特征识别需要研究新的修复方法。

1.3 静脉图像增强研究现状

静脉识别技术应用于各个安全领域，对识别率要求越来越高，这使得静脉识别系统对静脉图像的质量要求也相应提高。低曝光静脉图像主要存在静脉图像背景灰暗的问题，导致图像背景与静脉纹理之间对比度低，静脉的细节纹理基本不可见，这与自然的低曝光图像增强有许多相似之处。因此，本节主要介绍低曝光图像增强和静脉图像增强的研究现状。

1.3.1 低曝光图像增强研究现状

低曝光图像增强是图像增强的主要方向之一。由于低曝光图像普遍存在对比度低、图像噪声高、图像细节信息缺失等问题，在视觉任务中，低曝光图像的缺陷会严重影响相关系统中算法的处理性能。低曝光图像增强算法分为三类，分别为基于图像直方图的低曝光图像增强、基于 Retinex 理论的低曝光图像增强以及基于深度学习的低曝光图像增强方法，其中，基于深度学习的低曝光图像增强方法又分为深度学习与光照估计相结合的低曝光图像增强、深度学习相关模型的端到端低曝光图像增强，如图 1-2 所示。下面分别对这三类低曝光图像增强算法具体阐述。

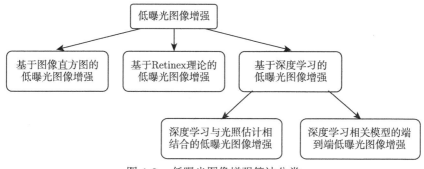

图 1-2 低曝光图像增强算法分类

1. 基于图像直方图的低曝光图像增强

图像直方图 (image histogram) 用以表示数字图像中亮度的分布，标绘图像中每个亮度值的像素数。

对直方图处理使用最多的方法是直方图均衡化 (histogram equalization, HE)[48]，其主要思想是使图像像素的概率分布变平并扩展灰度级的动态范围，从而提高图像的整体对比度[49]。目前，基于图像直方图的低曝光图像增强一般是通过限制图像中的曝光值、图像信息熵、对比度值、图像亮度值等某一描述量实现的，具体方法是通过设定不同局部图像的描述量的阈值来裁剪直方图或者自适应均衡直方图，实现图像亮度信息恢复和图像增强的效果。例如，Singh 等 [50] 通过计算曝光阈值将原始的低曝光图像分为不同级别的亮度子图像，并将曝光阈值作为灰度级分布的平均次数来裁剪直方图，提高低曝光图像的对比度。Rani 等 [51] 提出的方法与文献 [50] 类似，不同之处是将亮度值作为阈值来裁剪低曝光图像的直方图。Tan 等 [52] 使用熵控制的灰度级分配方案处理不均匀照明的图像，通过分配新的输出灰度级范围，增强存在不同曝光区域的不均匀照明图像。Garg 等 [53] 提出基于对比度受限的自适应直方图均衡技术用于提高照明不佳的水下图像对比度。Singh 等 [54] 提出两种基于曝光的递归直方图均衡方法对弱光条件下采集的图像进行增强，但增强后的图像存在颜色失真的问题。虽然基于直方图及其相关算法的低曝光图像增强算法能取得不错的效果，但是在实际的图像增强任务中，仍然存在一定的局限性，比如会导致图像的平均亮度发生偏移、产生伪影和不自然的增强 [55] 等情况，因此，通常需要将多种简单有效的算法相结合使用，或者综合其他图像增强技术达到最终的增强效果 [56]。

2. 基于 Retinex 理论的低曝光图像增强

Retinex 是一种基于人类视觉系统的颜色恒常性模型 [57]，其理论基础是将图像分解为光照强度和反射率的乘积，使用 Retinex 模型的关键是要获取图像准确的反射图，从而在低光照条件下恢复物体的真实色彩 [58]。采用 Retinex 理论获取图像的光照信息，并通过去除图像光照信息的影响来获得图像最原始的反射率，使其应用于低曝光图像恢复。例如，Park 等 [59] 通过估计低曝光图像的初始照明并使用伽马校正约束照明分量，提出一种基于变分优化的 Retinex 算法增强图像；Al–Hashim 等 [60] 提出一种基于 Retinex 的多相算法，首先对原始图像和照明图像进行记录和运算，再通过伽马校正和图像归一化得到最终的增强结果；Li 等 [61] 使用 Retinex 模型估计低曝光图像的照明情况，通过将照明分量映射到相应的反射率所对应的照明情况，来恢复图像的亮度信息；Yang 等 [62] 基于 Retinex 得到图像的照明分量，通过自适应伽马校正网络提高低曝光图像的质量。虽然 Retinex 理论已广泛应用于低曝光图像增强，但是单纯使用 Retinex 方法对图像增强达不到实际应用效果，因此，一般需要通过构造更复杂的模型来获得更好的效果，由于通常情况下复杂结构容易导致 Retinex 模型计算量增大，一定程度上会限制该算法的应用 [59]。随着卷积神经网络的发展，Retinex 理论常与深度学习相结合，以对低曝光图像增强。

3. 基于深度学习的低曝光图像增强

深度学习的相关算法大多都是由卷积神经网络构成，具备庞大的数据集、强大的计算能力和更好的特征表示能力。在卷积神经网络中浅层神经元提取图像的局部的特征 (如纹理、边缘等)，深层的神经元有更大的感受野，可以获取更多的

全局特征 (如复杂的纹理和形状信息)[63]，并且卷积神经网络倾向于具有更多的卷积层和复杂的结构来获得更强的学习能力[30,64,65]。这使得深度学习具备优秀的图像处理能力，从而被广泛应用于图像增强。

基于深度学习的低光照增强算法大致分为两类：一类是深度学习中包含图像光照估计的图像增强算法，通过分解处理图像的照明图达到低曝光图像增强的效果；另一类则是直接使用深度学习的相关模型，对图像进行端到端的映射，使模型完成从低曝光图像到正常曝光图像的转换。

1) 深度学习与光照估计相结合的低曝光图像增强

深度学习与光照估计相结合的低曝光图像增强模型大多与 Retinex 理论相关，使用神经网络优秀的拟合能力完成 Retinex 理论中图像分解与增强的任务。该模型一般包含两个深度卷积神经网络构成的子网络，首先基于 Retinex 理论用一个子网络分解图像得到图像的照明图，然后再利用另一个子网络学习低曝光图像到目标图像的照明映射，用于调整图像的照明情况。例如，Wei 等[66] 提出的深度 Retinex 网络 (deep Retinex-net) 模型包含用于图像分解的 Decom-Net 和用于照明调整的增强网络 (enhance-net)，该模型在低曝光图像的视觉效果恢复和图像分解方面均取得不错的结果。Wang 等[67] 基于 CNN 和 Retinex 理论对图像进行分解和增强，通过计算低曝光图像和目标图像的反射率得到的生成对抗损失用于网络训练，从而达到低曝光图像增强的效果。刘佳敏等[68] 结合 U-Net 和 Retinex-Net 提出 Retinex-UNet 模型，该模型具备 Retinex-Net 的作用，由于引入 U-Net 结构，可对任意大小的图像进行增强。Long 等[69] 提出 Retinex-Net 网络用于增强自动驾驶中可见度低的图像，不仅在视觉上达到图像增强的效果，而且提高自动驾驶中物体检测的准确性。Park 等[70] 提出一种基于 Retinex 理论的双自动编码器网络，通过组合和堆叠卷积自动编码器进行低曝光图像增强和降噪。Shen 等[71] 提出多尺度 Retinex 用于低曝光图像增强模型，利用卷积神经网络的反向传播训练方法训练多尺度 Retinex 的参数，该网络可以直接学习明暗图像之间端到端的映射。Wang 等[72] 用自编码器提取有关照明的全局先验信息，然后基于全局先验和原始输入图像，使用卷积网络对低曝光图像进行增强和细节重建。

2) 深度学习相关模型的端到端低曝光图像增强

深度学习相关模型的端到端低曝光图像增强网络有多种形式，是通过提取待处理图像的有效特征，并将特征映射到目标图像空间，达到低曝光图像到目标图像的转换。这种不依赖于光照估计的低曝光图像增强模型关键在于提取到低曝光图像的有效特征，因此，网络大多基于编码器和解码器，结合多尺度、多分支结构搭建网络模型，为了提高有效特征的利用和去除冗余特征带来的额外运算的问题，网络还经常使用注意力机制。例如，Lore 等[73] 提出基于深度学习的低曝光图像增强网络 (low-light image enhancement net, LLNet)，使用堆叠式自动编码器来增强图像。Lv 等 [74] 提出多分支低光照图像增强网络 (MBLLEN)，网络的损失函数涉及图像的结构、上下文和区域信息，可以在无噪声图像中取得出色的结果。Lv 等 [75] 提出的另外一种端到端多分支神经网络模型，通过计算两个注意力图进行低曝光图像增强。第一张注意力图将曝光不足的图像与曝光良好的图像区域分开，第二张注意力图从噪声中识别出真实的纹理；模型使用的损失函数包含四个部分，包括注意力损失和增强损失，涵盖增强低曝光图像需要的所有因素。但是在具有较大黑色区域的图像和压缩图像上网络性能降低。Zhang 等 [76] 提出一种基于注意力机制的神经网络用于低曝光图像增强，采用通道注意力和空间注意力机制抑制色差和噪声。Li 等 [77] 提出的 LLCNN 低光图像增强的卷积神经网络模型通过提取多尺度特征图来增强低曝光图像，同时避免网络出现梯度消失的问题。Ke 等 [78] 提出的 EDLLIE-Net 首先通过提取低曝光图像的多尺度特征图，提高上下文信息的利用率；然后利用注意力机制重新缩放特征图，以感知最有用的信息和特征；最后，采用编码器-解码器和残差学习架构从低曝光图像中获得正常图像。Ravirathinam 等 [79] 提出一种可分离卷积层组成的编码器-解码器模型，引入多个上下文特征提取模块以提取更丰富且与图像增强任务更相关的特征，用于低曝光图像增强。以上研究表明，低曝光图像通过端到端模型的映射进行图像增强，图像的结构、上下文特征以及图像局部区域的针对性处理对图像增强具有关键作用。

除了基于 CNN 的方法外，生成对抗网络 (generative adversarial network, GAN) 也用于低曝光图像增强 [80]。EnlightenGAN[81] 是一种高效的无监督生成对抗网络，使用 U-Net 和两个鉴别器增强图像亮度。该算法虽然取得更好的视觉效果，但是在实验的定量指标上表现较差。Qu 等 [82] 提出一种实时的无监督生成对抗网络，网络包含多个鉴别器，分别为多尺度鉴别器、纹理鉴别器和颜色鉴别器，并从不同的角度评估图像；网络还引入特征注意力机制用于特征融合，在定性和定量指标上均取得不错的效果。还有一些增强算法虽然没有直接使用 GAN模型，但是在网络中引入生成对抗损失来提高网络的性能 [80]。基于 GAN 的增强模型一般不依赖于配对的图像数据集，在低曝光图像增强任务中，GAN 主要解决照明增强的问题，不能抑制在现实世界中低光照条件下拍摄的图像普遍存在的噪声 [83]。

深度学习与强化学习结合的深度强化学习机制，近年来用于低曝光图像增强。一些学者使用深度强化学习机制，对图像的光照信息、对比度、图像曝光等多个维度进行增强，这种图像增强方式不仅可以将多个传统的需要人工选取参数的滤波器结合起来使用，避免人工选取参数的麻烦，而且可以通过图像增强效果使不同滤波器之间的参数实现最佳的组合，完成人工选取参数达不到的效果。Sahba 等 [84] 基于强化学习将多个滤波器 (中值、局部平均、锐化和维纳滤波器) 进行融合，解决了单个滤波器的处理结果无法满足实际需求的问题。Hu 等 [85] 提出基于深度强化学习的低曝光增强模型，将不同的图像增强方式作为强化学习中智能体的步骤，结合生成对抗损失计算网络的奖励值选取滤波的步骤和参数，将低曝光图像增强到特定的风格。Kosugi 等 [86] 基于生成对抗网络和深度强化学习网络对图像增强，使用生成对抗网络中的生成器充当强化学习的智能体选择增强滤波器的参数，并在欺骗鉴别器时得到奖励，实现照片的增强和美化。Park 等 [87] 提出一种基于深度强化学习的颜色增强方法，模拟人类修饰过程的逐步性质，将色彩增强过程转换为马尔可夫决策过程，将动作定义为全局色彩调整操作，智能体通过训练学习最佳的全局增强行动顺序。基于深度强化学习的图像增强一般将增强过程分步骤进行，可以同时使用多个滤波器处理图像，图像增强效果较全面，但是模型存在训练困难的问题。

1.3.2　静脉图像增强方法研究现状

静脉图像的质量对静脉识别系统的稳定性至关重要，针对静脉图像对比度增强的问题，国内外学者做了很多研究和探讨。现有的静脉图像增强方法主要是对自然图像增强方法的筛选和延续，增强方向包括静脉纹理增强、结构增强等，解决灰度不均匀、静脉图像背景区域灰暗导致静脉纹理与背景对比度不高的问题。

常用的传统静脉图像增强方法包括 Gabor 滤波、Frangi 滤波、模糊规则、直方图均衡、形态学滤波器等。Yang 等 [88] 提出一种基于多通道 Gabor 滤波器的静脉图像增强方法，该方法采用的滤波函数有 4 个方向分别表示不同的通道，用于突出静脉血管的宽度和走向信息，最后使用 4 个通道中最大的响应来重建静脉图像。Yang 等 [89] 提出一种结合方向分解和 Frangi 滤波的静脉增强方法，通过对图像背景进行减法处理，提高对比度并消除不均匀照明，使用定向滤波器组检测图像中脊路方向特点的静脉信息并进行 Frangi 滤波增强，最后使用更精细的重构规则增强静脉图像。由于静脉成像系统的噪声以及照度变化，滤波器操作不可避免在增强中产生伪静脉。Ezhilmaran 等 [90] 提出一种基于区间 2 型模糊集的静脉图像增强方法，以减少静脉图像中不均匀照明和局部对比度低的影响，取得了较好效果。蔡超峰等 [91] 首先提取手背静脉图像中的有效区域，然后使用子块重叠的直方图均衡化的方法对静脉图像进行增强。鲁周迅等 [92] 将静脉图像手动拆分成不同步长的子图，再对子图进行直方图均衡化。虽然直方图均衡化方法具有原理简单、算法空间和时间复杂度较低的优点，但是其在处理静脉图像中的微小分支时效果不佳，甚至出现细节丢失。为了提升静脉图像细节的处理能力，利用静脉纹理的分布特性的主成分分析 (principal component analysis, PCA) 算法 [93] 以及矩阵不变量算法，这两种算法能够解决原图像的微小血管分支的空间分布问题，但是细化到静脉关键点之间相对位置时，处理效果差强人意。除了直接从静脉纹理上增强静脉图像的对比度，一些研究通过研究静脉图像的亮度信息来提高静脉纹理与背景之间的对比度。例如，Wang 等 [94] 提出一种多尺度 Top-Hat 的方法提高手背静脉图像的质量和对比度，但是其边缘处理效果较差；Wu 等 [95] 通过考虑静脉图像采集过程中个体对红外吸收的差异，增强静脉和周围组织之间对比度，但是不同个体对红外吸收差异较大，导致模型泛化能力较弱。

个体差异性以及复杂的成像条件导致采集到的静脉图像质量参差不齐，研究者还将多种不同的处理方法结合起来对低质量的静脉图像进行增强。Zhao 等 [96] 结合高频滤波和直方图均衡化方法用于增强背景和静脉纹理图像对比度，解决了静脉采集过程中由于发光强度和手背皮肤厚度导致的图像质量不佳的问题。Gurunathan 等 [97] 讨论了多种方法进行手掌静脉识别，包括对比度增强，直方图均衡，使用小波增强、高斯滤波器和基于模糊规则的方法，减轻了手掌静脉图像中出现的低对比度和照明不均匀的问题。Min 等 [98] 提出一种结合卡–洛变换 (Karhunen-Loeve transformation, KLT) 和保留色相的静脉图像增强方法，该方法对于静脉图像的阴影具有较强的鲁棒性，能有效改善图像的对比度和轮廓细节。

随着深度卷积神经网络的兴起，许多传统方法与卷积网络结合可以避免人工选取参数的问题，通过网络训练获取大量参数，并且网络学习的过程相对于传统方法能考虑到图像中的上下文信息以及提取到图像中的更多特征信息，可以更加准确完成相关的任务需求。因此，除了使用传统的方法对静脉图像进行增强，还将神经网络引入静脉图像增强领域更灵活有效地增强低质量的静脉图像。Lei 等 [99] 针对静脉图像特点设计一种基于脉冲耦合神经网络 (pulse coupled neural network, PCNN) 的静脉图像增强模型，该模型结合静脉图像特点简化 PCNN 模型以减少计算量，且开发了一种新的参数设置方案，以实现模型自动调整参数的功能。Iii 等 [100] 比较各种卷积神经网络架构，使用完全密集的 U-Net 模型重构小鼠脑血管的全采样 PAM 图像，具有较好的实验效果。Kashihara[101] 使用深度卷积神经网络提升静脉图像的质量用于异常静脉检验。异常静脉检验需要捕获静脉的微小变化，并且不能丢失静脉厚度和复杂形状的信息，对于静脉图像质量要求较高，表明和深度卷积神经网络在静脉图像增强的有效性。Du 等 [102] 提出一个 E-Net 的多尺度卷积神经网络模型用于解决静脉成像过程的皮肤散射问题，以端到端的方式恢复静脉图像。基于深度学习的静脉图像增强方法可以避免人工选取参数的问题，网络通过提取大量静脉图像的特征对图像进行恢复，可以更灵活地增强不同情况的低质量静脉图像，解决图像的背景和静脉纹理对比度不高的问题。

1.4　本书研究内容

1.4.1　主要研究工作

本书的主要研究内容是建立针对手部静脉图像修复与增强的算法模型。从深度卷积神经网络、深度卷积生成对抗网络、图像到图像转换等方面进行算法研究，从全局图像处理、多尺度特征融合和纹理特征解耦等方面对低曝光静脉图像增强。主要研究方法分别为基于融合可变形模块的 U-Net 手部静脉图像修复算法、基于非局部对抗的生成对抗网络手部静脉图像修复算法、基于分离与表示的生成对抗网络手部静脉图像修复算法 3 种图像修复方法，基于 Actor-Critic 的低曝光静脉图像增强、基于多尺度特征融合的低曝光静脉图像增强、基于特征解耦学习的低曝光静脉图像增强 3 种图像增强方法。

1) 基于融合可变形模块 U-Net 网络的静脉图像修复

在网络中跳跃引入一个空间转换网络层，用于修复缺失图像整体结构和细节信息，并利用此网络层学习图像中的缺失信息与缺失部分周围图像信息间的关系，以便更好地训练网络。在解码器功能上引入了感知和风格损失，以减小全连接网络层后解码出的特征图信息与真实样本信息之间的损失。在这种约束下，缺失区域中的解码器特征可用于指导编码器提取已知区域中的特征信息。

2) 基于非局部对抗生成对抗网络的静脉图像修复

根据手部静脉图像信息的分布特性，为有效利用静脉血管图像的关键信息，采用了级联式的深度网络修复框架将静脉分割图像与静脉图像进行特征融合。为了充分挖掘手部静脉图像以及分割图像的几何信息特征，在修复网络中引入非局部对抗网络块，采用全局与局部对抗损失和图像感知损失以保证生成静脉图像整体与细节与原始图像的一致性。

3) 基于分离与表示的生成对抗网络的静脉图像修复

通过将成对数据的表示分解为一个共享部分和一个独占部分来学习分离的表示，提出一种基于互信息估计的表示学习模型，从静脉关键点与完整的图像进行成对学习，从而学习关于静脉网络由点生成线的分离表示，实现对静脉严重缺失的良好修复。

4) 基于 Actor-Critic 的低曝光静脉图像增强

使用 Actor-Critic 框架模型可以将输出中间处理的结果划分为局部图像的亮暗区域，并设置不同的图像像素梯度值权重，进而提取中间处理结果的图像细节信息，再将细节信息叠加到滤波处理后的图像中得到最终增强的静脉图像，改善图像全局处理导致静脉细节信息丢失的问题。

5) 基于多尺度特征融合的低曝光静脉图像增强

提出一种静脉多尺度融合残差块结构。残差块使用多分支特征融合的方法,结合通道注意力机制压缩和提取 (squeeze-and-excitation) 及残差块的结构,可以提取丰富的静脉图像特征,提高特征的利用率。使用残差块构建低曝光静脉图像增强模型时,残差块结构可以避免网络由于层数太深导致梯度消失问题。模型通过端到端的方式有效保留静脉图像的细节信息的同时恢复图像的背景亮度,提高低曝光静脉图像的对比度。

6) 基于特征解耦学习的低曝光静脉图像增强

使用预训练的自编码网络提取正常亮度静脉图像的主要纹理特征,再将其输入到用于特征解耦的自编码网络中作为网络的监督信号,分离低曝光静脉图像的背景特征和静脉纹理特征。经过比对发现,分离之后的低曝光静脉图像的纹理特征与之前预训练的正常亮度静脉图像的纹理特征非常相似,因此可单独使用低曝光静脉图像的纹理特征重建静脉图像,提高低曝光静脉图像背景亮度,实现静脉图像增强的效果。

1.4.2 本书的章节安排

本书各章节内容安排如下:

第 1 章为绪论,首先详细论述静脉图像修复与增强的研究背景和意义,其次介绍了本书的研究工作。

第 2 章介绍静脉图像数据集。首先介绍静脉采集装置的具体组成和参数设置;然后介绍了两个正常曝光下的静脉图像数据集和采集的小型低曝光手部静脉数据集;最后,介绍本章将正常曝光的静脉数据集通过低曝光图像合成方法合成的低曝光静脉图像数据集。

第 3 章详细阐述基于 U-Net 改进的静脉图像修复算法。提出基于 U-Net 基础网络架构的手背静脉图像缺失修复算法,在网络中跳跃引入了一个空间转换网络层,用于修复缺失图像整体结构和细节信息,以便训练网络更好学习缺失信息与周围其他图像信息间的关系;最后在实验室自制数据集中进行实验,并于多种已有算法模型进行对比验证。

第 4 章详细阐述基于非局部对抗机制的静脉图像修复算法。根据手背静脉图像信息的分布特性,采用级联式的深度网络修复框架将静脉分割图像与静脉图像进行特征融合。为充分挖掘手背静脉图像以及分割图像的几何信息特征,在修复网络中引入非局部对抗网络块;最后在实验室数据集以及公开的掌纹以及指纹数据集进行广泛性验证,同时与多个相关算法模型进行对比验证。

第 5 章详细阐述基于分离与表示的手背静脉图像修复方法。首先介绍分离与表示和图像转换与修复之间的关系以及相关应用;然后通过将成对数据的表示分解为一个共享部分和一个独占部分来学习分离的表示；采用基于互信息估计的表示学习模型，从静脉关键点与完整的图像进行成对学习，从而学习关于静脉网络由点生成线的分离表示，实现对静脉严重缺失的良好修复；最后在自制静脉成对数据集中进行实验，并与多个算法模型对比实验分析。

第 6 章详细阐述基于的 Actor-Critic 框架的低曝光静脉图像增强方法。首先介绍强化学习中的 Actor-Critic 框架模型；然后介绍使用 Actor-Critic 框架和图像编辑函数滤波器，通过模型训练选取滤波操作和滤波参数的过程；通过分析和实验可知基于全局滤波操作的过程会丢失静脉图像的细节信息，提出一种划分局部图像的亮暗区域设置图像像素梯度值权重的静脉细节信息增强方法；最后通过实验验证该方法增强低曝光静脉图像的有效性。

第 7 章详细阐述基于多尺度特征融合的低曝光静脉图像增强方法。首先介绍模型中使用到的相关技术，包括多尺度特征融合、通道注意力机制压缩和提取 (squeeze-and-excitation) 及残差单元结构；然后介绍基于多尺度特征融合增强模型的搭建过程，包括构建静脉多尺度融合残差块和堆叠残差块搭建基于多尺度特征融合的低曝光静脉图像增强模型；最后，与多个算法进行多个对比实验，验证该方法增强低曝光静脉图像的有效性。

第 8 章详细阐述基于特征解耦学习的低曝光静脉图像增强方法。首先介绍自编码网络与特征解耦学习技术的相关情况；然后介绍基于特征解耦学习的低曝光静脉图像增强模型的搭建过程，包括使用预训练的自编码网络提取静脉纹理特征，将低曝光静脉图像的纹理特征和背景特征分离，以及单独使用低曝光静脉图像的纹理特征重建正常曝光的静脉图像；最后，通过对比实验验证该方法增强低曝光静脉图像的有效性。

第 2 章　静脉图像数据集

2.1　静脉图像成像系统

静脉成像系统重要的两个组成部分为光源系统和图像采集摄像头系统，前者一般为特定波长的近红外光源组成，后者包括采集相机及其配套的镜头。

2.1.1　成像光源系统

静脉图像采集装置中的光源系统根据光源的入射变化过程和手背皮肤组织对不同近红外波长的吸收特性，选取合适的近红外波长的光源和发光二极管 (light emitting diode, LED) 参数。静脉图像采集系统中光源的入射光在皮肤组织内的传播路径分布 [103]，如图 2-1 所示。由图 2-1 可知，当近红外光照射皮肤时，首先在皮肤的角质层发生镜面反射，然后大部分的近红外光束经过手背表面折射变换后会进入到手背皮肤组织的表皮和真皮层，并逐渐被皮肤组织吸收和散射，其中一部分

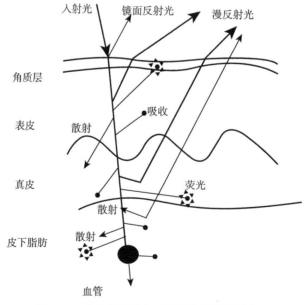

图 2-1　光在皮肤及皮下组织内传播路径分布

光经多次散射会重新返回皮肤表面,这一小部分散射光束成分称为漫反射光,携带表达皮肤组织的内部结构的光学信息[104]。皮肤的皮下组织对于红外光的吸收能力不同,吸收能力越强的组织返回的漫反射光越弱,反之则越强。

人体手背的骨骼和肌肉组织具有对光照的吸收和通透特性,波段在 720~1100nm 之间的近红外光能够在一定程度透射进入人体的手部皮下组织,且波长越长,在皮下组织的穿透深度越深[105]。血管中的血红蛋白成分可以吸收相对较多的可见光波段的近红外光,但是光对于手部皮肤的穿透性较差,使其无法有效透射至手背静脉图像;而当光源波长大于 1000nm 时,血管中的手部血红蛋白吸收能力相对较差。经试验使用 850nm 的 LED 采集到的静脉图像具有最高 FDR 值,FDR 值的计算:

$$R_{\text{FDR}(vt)} = \frac{(\mu_t + \mu_v)^2}{\sigma_t^2 + \sigma_v^2} \tag{2-1}$$

式中,v 表示静脉信息;t 表示周围组织信息;$R_{\text{FDR}(vt)}$ 表示手背静脉像素点集合与其周围其他生物组织成像像素点集合之间的 FDR 值;μ_v 和 μ_t 分别表示静脉血管和静脉血管周围组织像素的灰度平均值;σ_v^2 表示静脉信息灰度值分布总体方差信息;σ_t^2 表示周围组织灰度方差信息。

基于 FDR 的手背静脉图像质量判断准则是:$R_{\text{FDR}(vt)}$ 值越大,图像对比度越高,相反图像对比度越低。因此手背静脉图像采集装置中的光源设计采用的是波长为 850nm 的 LED。

静脉采集装置的光源对于采集到的静脉图像质量影响很大,LED 光照结构、光源的分配特性和光照调节模块是影响成像光源系统的三个主要因素。本书所采用的自制手背静脉图像数据集和采集的小型低曝光手背静脉图像数据集使用的静脉采集装置的电源结构和参数具体如下:

1. LED 相关参数

使用贴片型 LED,内部集成有 3 个并列排布的 LED 芯片,LED 芯片的发光角度为 120°,工作所需正向电压值为 3~3.5V,对应额定电流大小为 60mA,最大光通量可达 17lm,最大光强经试验测试达到 8000mcd,具有良好的光照单色性。由于一般情况下被采集对象的手背尺寸分布不超过 250mm×200mm,则根据这一参数计算单个 LED 照度的方法为 $E = \varphi/A$,其中,φ 是单个 LED 的光通量。根据光通量选择合适的 LED 电气特性参数,如表 2-1 所示。

2. 光源照射均匀性

选用的 LED 表面各照射方向光强均匀分布。在实际光源设计时,为了避免 LED 由于非相干光源特性而导致的光照叠加现象,通过将单个 LED 的半值角的方向和其相邻 LED 发光法向处光线汇聚至采集对象手背表面，从而使得 LED 光强叠加量相等，光源分布最为均匀，相邻结构分布 LED 光强叠加如图 2-2 所示。

表 2-1　所选择的 5050 封装贴片 LED 电气特性参数

电气特性参数	参数符号	最大值	最小值	中间值
光通量/lm	ϕ	17	15	—
光强/mcd	I	8000	6000	—
波长/nm	W_D	855(近红外)	—	850(近红外)
发光角度/(°)	θ	—	—	120
正向工作电压/V	U_F	3.5	3.0	3.3
正向工作电流/mA	I_F	—	—	60

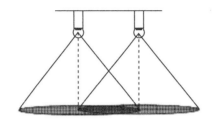

图 2-2　相邻结构分布 LED 光强叠加示意图

实际光源系统设计选用的贴片 LED 管的压降大小为 1.5~1.8V，额定工作电流为 50mA，光源固定板同时集成有 850nm 近红外光和普通光源。基于图 2-2 所示的 LED 空间分布结构，光源固定板中的 LED 采用串并行结合的方式进行组合，其中 d 为邻接半径，具体空间分布如图 2-3 所示。光源系统在实际采集静脉图像时，可以根据不同采集对象手部的皮下脂肪分布以及当前 LED 可能的损耗对各个波段的 LED 光强进行连续调节，并通过嵌入设计的电流表观察当前工作电流。

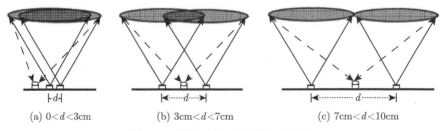

(a) 0<d<3cm　　　　　(b) 3cm<d<7cm　　　　　(c) 7cm<d<10cm

图 2-3　相邻 LED 光线叠加示意图

如图 2-3 所示的光源空间结构分布，在邻接半径 d 为 10cm(图 2-3(c)) 范围内基本聚集所有的光照分布。此外，根据图 2-3 所示对称分布可知，在实际结构设计时只需考虑半角范围分布之内的光强大小即可。

2.1.2　图像采集系统

手背静脉识别系统的图像采集系统选用 JAI 公司的 AD-080GE 型多光谱双电荷耦合器件 (charge coupled device, CCD) 摄像机，该摄像机的核心传感器采用 "1/3" 的逐行扫描方式进行输入光线感知和捕捉，采集得到图像的有效像素分布大小为 1024×768。相机的 CCD 传感器对于光源系统中的可见光和近红外的感知光敏度分布如图 2-4 所示。

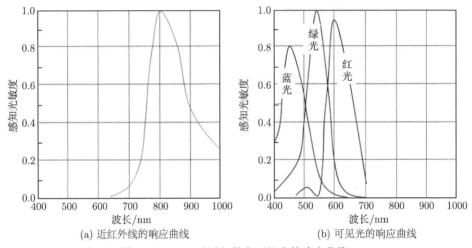

(a) 近红外线的响应曲线　　　　　　　(b) 可见光的响应曲线

图 2-4　CCD 对近红外和可见光的响应曲线

CCD 摄像机的镜头可用于确定多光谱成像的类型，其实际成像距离定位在距离手背静脉 20cm 处左右，实际成像距离根据对手背静脉图像采集完整度而进行自适应调整。所选的 CCD 传感器的感光区域面积为 6.4mm×4.8mm，具体的 CCD 成像焦距计算方法为

$$f = \frac{wD}{W} = \frac{hD}{H} \tag{2-2}$$

式中，f 表示所选镜头的焦距；D 为被采集手背距离镜头的实际距离；W 和 H 分别表示手背的宽和高；w 和 h 则表示 CCD 感光区域的宽和高。其各个参数空间对应关系如图 2-5 所示，具体计算得到的焦距 $f = 4$mm。实际成像系统中，当镜头焦距 f 设置为 4mm 时，计算得到的手背表面距离镜头的实际距离为 222.22mm。

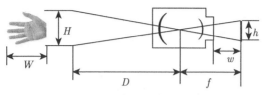

图 2-5　CCD 镜头成像原理示意图

实际采集图像时镜头需要对整个手背信息进行有效采集, 便于 ROI 提取和特征编码, 此时从镜头角度出发其对应的视野高度和宽度计算为水平视场角 θ_h 和垂直视场角 θ_v, 具体计算方法为

$$\theta_h = 2\arctan\left(\frac{h}{2f}\right) = 2\arctan\left(\frac{H}{2D}\right) \tag{2-3}$$

$$\theta_v = 2\arctan\left(\frac{w}{2f}\right) = 2\arctan\left(\frac{W}{2D}\right) \tag{2-4}$$

具体的水平视场角和垂直视场角可通过图 2-6 理解, 基于这一空间分布结构和式 (2-3)、式 (2-4) 对本书构建的静脉识别系统具体计算结果为: 垂直视场角 $\theta_v = 58.76°$, 水平视场角 $\theta_h = 48.49°$, 实际系统设计时 CCD 和手部固定平台之间视场角 θ 分布只有大于或等于计算得到的视场角分布才可以保证手背静脉信息采集的完整性。基于实际计算的范围分布, 本书在采集系统设计时选用 KOWA 公司的 LM4NC3 型镜头与 JAI 公司的 CCD 配套使用, 该镜头的实际焦距为 4mm, CCD 传感器有效感受区域大小为 1/2, 对应的镜头视场角分布为 $64.5° \times 49.2°$。

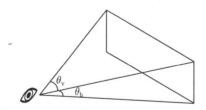

图 2-6　CCD 镜头空间视场分布示意图

由于所选镜的景深参数能够保证实际图像采集时调焦完成后视场角内的手背静脉图像完整性, 所以我们采用公开 CCD 景深计算方法, 具体计算方法如下:

$$\Delta L_1 = \frac{F\sigma L^2}{f^2 + F\sigma L} \tag{2-5}$$

$$\Delta L_2 = \frac{F\sigma L^2}{f^2 - F\sigma L} \tag{2-6}$$

$$\Delta L = \Delta L_1 + \Delta L_2 = \frac{2f^2 F\sigma L^2}{f^4 - F^2\sigma^2 L^2} \tag{2-7}$$

式中，σ 为弥散圆直径；f 为镜头焦距；F 为镜头拍摄时的光圈值；L 为对焦距离；ΔL_1 为前景深；ΔL_2 为后景深；ΔL 为景深。

具体各个参数空间分布含义如图 2-7 所示，通过镜头原有参数和上述计算方法得到的具体参数结果为：ΔL=515.17mm，ΔL_1=162.58mm，ΔL_2=352.59mm，计算得到的景深参数符合系统对于采集图像完整度要求。

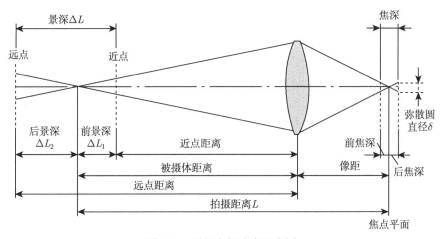

图 2-7 景深空间分布示意图

除镜头外，滤光片也是图像采集系统设计必备的功能性元器件之一，使用的手背静脉图像采集系统选用 Avantes 公司的波段光谱仪对滤光片进行测试和选型，通过对峰值 470nm 和 850nm 光源有效保护的滤光片的光通量分析，其实验结果分布如图 2-8 所示。

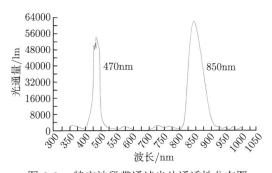

图 2-8 特定波段带通滤光片通透性分布图

图 2-8 所示的带通滤光片以目标波段为中心仅存在较小范围的通带分布，使得在任意成像情形 (封闭或自然光照等) 下 CCD 感光器件主要接收特定波长的可见光和近红外光分布，保证最终得到的手背静脉图像的高对比度分布。

2.2 静脉图像数据集类型

2.2.1 自制静脉图像数据集

本书后续章节使用自制的静脉图像数据集，在正常光照下采集 200 个个体的右手手背静脉图像，其中男性和女性的采集人数各 100，每人采集 10 张右手手背静脉图像，该静脉图像数据集一共包含 2000 个手背静脉图像。数据库中的所有手背静脉图像都是在两个特定的时间段内采集的，间隔时间超过 10d，每次采集 5 个手背静脉图像样本，静脉采集装置的红外光波长为 850nm。静脉图像数据集部分手背静脉图像如图 2-9 所示。采集手背静脉图像之后，使用 ROI 提取方法[106] 提取静脉图像感兴趣的区域，并将其像素值标准化为 256×256，经 ROI 处理后的部分手背静脉图像如图 2-10 所示。

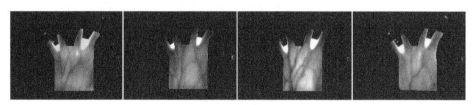

图 2-9 自制手背静脉图像数据集部分图像

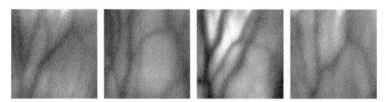

图 2-10 ROI 处理后手背静脉图像数据集部分图像

2.2.2 公开静脉纹图像数据集

采集 PUTPalmvein 静脉纹数据集并开源 (数据集网址为 https:// python-hosted.org /bob.db.putein.)，数据集中包含 50 个个体的左手和右手静脉纹。采集过程分为三个阶段，每个阶段之间间隔至少一周时间，同一阶段同时拍摄同一个人的左右手掌静脉纹。每个阶段拍摄左右手各 4 个大小为 1280×960 的掌静脉纹图像,三个阶段每只手共拍摄 12 个图像,每个个体左右手共拍摄 24 个图像,数据集共包含 1200 个静脉图像。数据集部分静脉图像如图 2-11 所示。使用 ROI 提取方法提取静脉图像中的感兴趣区域,并将其像素值标准化为 512×800,经 ROI 处理后的静脉图像如图 2-12 所示。

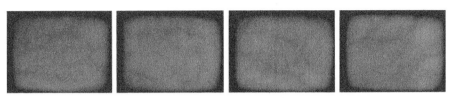

图 2-11 PUTPalmvein 数据集部分图像

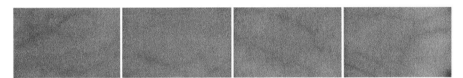

图 2-12 ROI 处理后 PUTPalmvein 数据集部分图像

2.2.3 低曝光手背静脉图像数据集

自制的手背静脉图像数据集和 PUTPalmvein 静脉纹数据集都是在正常曝光条件下采集的静脉图像,其图像质量较高。基于目前尚没有开源的低曝光静脉图像数据集,构建大型的低曝光手背图像数据集又比较困难,故后续章节内容都是基于 2.1 节所述的手背静脉采集装置,采集 30 个个体的低曝光手背图像数据集。其中,男性和女性个体各 15 人,每个人采集 10 个右手的低曝光手背静脉图像和 10 个正常曝光的手背静脉图像,共 600 个手背静脉图像。数据集的所有手背静脉图像都是在两个特定的时间段内采集的,间隔时间超过 10d,每次采集 5 个低曝光手背静脉图像样本和 5 个正常曝光的手背静脉图像样本,静脉图像采集装置的红外光波长为 850nm。部分数据集的静脉图像如图 2-13 所示。采集手背静脉源图像之后,使用 ROI 提取方法提取图像中感兴趣区域,并将其像素值标准化为 256×256,经 ROI 处理后的静脉图像如图 2-14 所示。

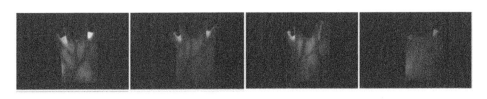

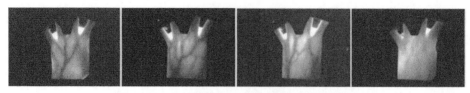

图 2-13　自制低曝光手背静脉数据集部分图像

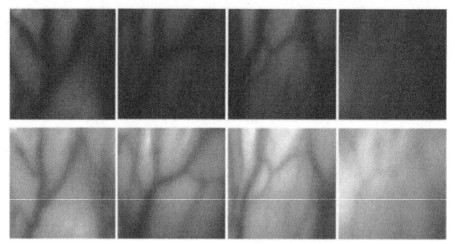

图 2-14　ROI 处理后低曝光手背静脉数据集部分图像

2.3　静脉图像预处理

由于目前开源的静脉图像数据集多用于静脉识别，静脉图像数据集包含的都是正常曝光的静脉图像。本书所述的静脉图像采集设备采集的 30 个个体的小型低曝光图像数据集，该数据集中包含低曝光静脉图像 300 张，数据量较少，无法满足后续章节提出的低曝光的静脉图像增强网络的训练要求。使用随机伽马变换和添加高斯噪声模拟低光照环境对正常光照下拍摄的图像进行处理，合成的低光照图像数据集作为低曝光图像增强网络的训练集，实际的低光照图像作为模型的测试集，取得较好的图像增强效果，表明合成的低光照图像对于模型训练的有效性。基于此，使用文献 [73] 的方法处理正常曝光条件下采集的静脉图像数据集扩大网络模型的训练数据。

本书提出的图像修复与增强算法的网络模型输入都是采用经过 ROI 方法处理后的静脉图像，故在合成低曝光静脉图像时，将正常光照条件下拍摄的 ROI 静脉图像作为原始图像进行相关的处理。自制手背静脉图像数据集合成图像和原始图像实验结果如图 2-15 所示，PUTPalmvein 静脉纹数据集合成图像和原始图像实验结果如图 2-16 所示。

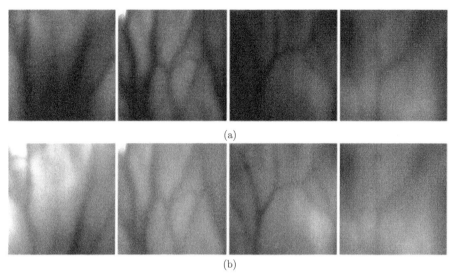

图 2-15 自制手背静脉图像数据集合成图像 (a) 和原始图像 (b)

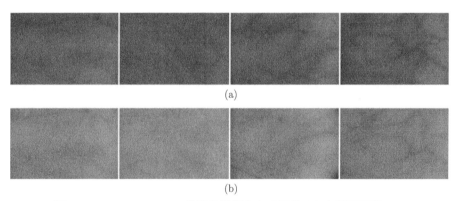

图 2-16 PUTPalmvein 静脉纹数据集合成图像 (a) 和原始图像 (b)

2.4 本 章 小 结

本章首先介绍静脉采集系统装置，包括静脉成像原理、采集系统静脉光源系统和摄像头采集系统的参数值；然后具体介绍正常曝光下采集的自制手背静脉图像数据集和公开的手掌静脉纹数据集的大小和规模，并且介绍基于现有的低曝光图像方法合成的低曝光静脉图像数据集；最后，介绍使用静脉成像系统采集的小型低曝光手背静脉图像数据集。

第 3 章 基于融合可变形模块的 U-Net 网络的静脉图像修复

卷积神经网络 (convolutional neural network，CNN) 已在图像修复中具有良好表现，但在大多数图像修复方法中，图像缺失部分是通过在全连接网络层采用卷积特征对缺失信息进行预测，产生语义信息与原始图像相符但模糊的结果，在图像修复任务中基于简单的卷积神经网络不能很好利用整体缺失图像的上下文信息，因此导致图像修复效果不理想，结构修复不明显，细节信息大量丢失。

本章基于 U-Net 架构提出一种基于可变形模块的手背静脉图像修复算法 (hand-dorsal vein image inpainting based on U-Net with deformable convolutional block，Dc-Unet)，Dc-Unet 是在结合 U-Net 网络跳跃连接方式的基础上融合空间转换网络层，该模块可以增加网络的感受野，使感受野不再局限于一个固定的形状，可用于修复缺失图像整体结构和细节信息 [107,108]。因此，在 U-Net 网络的编码器与解码器特征连接的过程中引入可变形模块，更好地学习缺失信息与周围其他图像信息间的关系。同时减小全连接网络层后解码器功能与真实样本之间的损失，解码器引入风格感知损失与对抗损失，在这种约束下，缺失信息区域中的解码器特征可用于指导已知信息区域中编码器特征的移动，从而生成图像更具真实性。该算法在自制数据集中进行测试，并与已有算法对比，实验验证 Dc-Unet 算法在手背静脉图像缺失方面具有良好的图像修复性能。

3.1 基于卷积神经网络的图像修复

虽然人工神经网络未在人工智能领域得到广泛应用，但反向传播算法的提出，对卷积神经网络的快速发展起到有力的推动。人工神经网络理论与深度学习相关技术相结合，对潜在的参数变量进行训练，实现在深度学习中广泛应用。传统神经网络具有很多优势，如容错性好、自适应性和较强自学习能力，但随着卷积神经网络的提出，其对图像的特征提取与权值共享等方面的优势要比传统神经网络得到更大的提升。

卷积神经网络在对特征信息学习时具有一定的稳定性，对图像在多种状态下都可以具有稳定的学习能力，尤其是在权值共享操作上节约大量的资源，减少需要学习的参数，并在图像特征学习与预测方面具有更高的效率。

在计算机视觉和图像处理领域中，基于卷积神经网络的研究成果已取得令人惊叹的成就，卷积神经网络在图像修复方面亦产生令人惊叹的效果。在最初的图像修复应用中，基于卷积神经网络的图像缺失修补仅限于较小的图像缺失部分。基于卷积神经网络，最先提出一种基于编码器-解码器 (即上下文编码器) 网络来预测图像缺少部分，在训练中采用对抗性损失来改善修复图像的视觉质量。上下文编码器可以有效地捕捉图像语义信息和全局结构信息，通过一个向前传播的网络可以修复输入的缺失图像，但在生成图像精细的细节纹理方面表现不佳。因此，如何能够得到与原始图像一致的语义信息，获得精细的图像细节，仍是基于卷积神经网络需要深入研究的方向。

3.1.1 图像风格转换损失与图像修复关系

根据现有研究，在一些具体应用中，图像修复可以看作是图像风格转换的延伸，其中图像缺失部分的语义内容和图像的风格 (纹理) 都是深度卷积神经网络通过对图像的已知信息区域进行估计和风格迁移获得的。

近几年来，图像的风格转换或迁移一直是深度学习领域中具有持续热度的研究课题。Gatys 等 [109] 研究结果表明，通过现有的卷积神经网络，可以对图像风格转换和生产图像纹理方面进行优化；李飞飞团队 [110] 提出的感知损失在图像风格转换方面的应用更是验证了训练的卷积神经网络能够提高图像重建的能力。随着网络层数不断增加以及复杂的卷积神经网络的出现，其发展方向多样化，应用多样性。在预先训练好的网络的卷积层上进行局部匹配，将图像纹理内容和风格迁移相结合，然后部署反向传递网络，根据学习到的高级特征表示生成的图像。

3.1.2 U-Net 网络

U-Net 的基本网络架构如图 3-1 所示，U-Net 是由基于编码-解码网络组成的，在网络结构的左侧为编码网络，右侧为解码网络。U-Net 主要的框架仍是遵循卷积网络的典型架构。通过跳跃连接将每层编码器和对应层解码器的特征相连接。这种跳跃连接使得瓶颈前后信息的利用更加方便，对于图像修复和其他低层的视觉任务获取局部视觉细节具有重要意义。U-Net 是由 2 个 3×3 卷积 (未填充卷积) 的重复应用组成，每层卷积操作后与一般的网络类似，其后会增加一个线性激活函数与池化操作 (下采样)。在卷积神经网络的卷积过程中，每一层卷积操作得到的特征通道数都会加倍。因此，在 U-Net 网络中，编码网络与解码网络的基本操作是一样的，其中一个是下采样操作，另一个是上采样操作。

U-Net 最初是在医学图像分割任务中提出来的，在医学图像上表现出的优秀分割能力使其得到广泛应用，尤其是 U-Net 网络架构的设计特点和结构优势，在多种图像处理任务中都得到很好的应用。目前在多种图像处理领域中，已有许多以 U-Net 为基本框架的卷积神经网络设计方式，仍延续 U-Net 的核心思想，加入新的模块或者融入其他设计理念，并具有很好的表现。

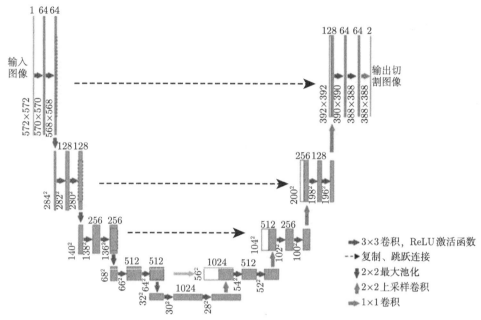

图 3-1　U-Net 网络结构 (图片来源：文献 [107])

3.2　基于融合可变形模块的 U-Net 模型

3.2.1　可变形卷积网络模块

与基本的卷积神经网络相比，可变形卷积网络的提出改善了传统卷积神经网络特征信息丢失严重的现象。在传统的卷积神经网络基础上，对规则网格采样位置添加二维偏移，以扩大特性信息的学习能力；另外，通过偏移量与附加卷积层将卷积网络学到的特征映射进行融合。因此，可变形卷积网络是采用局部、密集还是自适应方式取决于输入特征。

卷积神经网络的特征映射和卷积操作都是在三维尺度下进行的，而可变形卷积和池化模块都在二维空间域中工作。在不丢失通用性的情况下，二维卷积包括以下步骤：

步骤 1. 在输入特征映射 x 上使用规则网格 R 进行采样；

步骤 2. 用 w 加权的采样值求和，网格 R 定义感受野的大小和扩张程度，卷积核大小为 3×3, 步长为 1。

$$R = \{(-1, -1), (-1, 0), \cdots, (0, 1), (1, 1)\} \tag{3-1}$$

对于输出特性图 y 上的每个位置 p_0 可表示为

$$y(p_0) = \sum_{p_n \in R} w(p_n) \cdot x(p_0 + p_n) \tag{3-2}$$

式中, p_n 为网格 R 中所有像素点的位置。

在可变形卷积中, 对规则网格 R 增加偏移量 $\{\Delta p_n | n = 1, \cdots, N\}$, 其中 $N = |R|$。式 (3-2) 可采用双线性插值方式重新定义为

$$y(p_0) = \sum_{p_n \in R} w(p_n) \cdot x(p_0 + p_n + \Delta p_n) \tag{3-3}$$

在采样操作过程中, 其可变形卷积操作是在偏移位置 $p_n + \Delta p_n$ 上进行的。通常偏移量 Δp_n 是分数。

$$x(p) = \sum_q G(q, p) \cdot x(q) \tag{3-4}$$

式中, p 表示任意位置, $p = p_0 + p_n + \Delta p_n$; q 为枚举特征映射 x 中的所有积分空间位置; $G(\cdot, \cdot)$ 表示双线性插值核。其中, G 是二维的, 被分成 2 个一维核:

$$G(q, p) = g(a + b) \cdot g(q_y + p_y) \tag{3-5}$$

式中, $g(a + b) = \max(0, 1 - |a - b|)$。

如图 3-2 所示, 可变形卷积网络模块的操作原理与基本的卷积神经网络操作相同。可变形卷积网络在进行卷积操作时, 对感兴趣区域 (region of interest, ROI) 的采样添加一个分支的卷积操作, 这个分支操作可以生成一个特定的偏移变量 (offset), 在添加这个偏移变量后, 进行卷积操作时可以整体改变卷积操作的感受野范围, 从一个方形的卷积操作感受野更改为一个多边形的感受野, 增强了卷积操作的学习能力, 扩大了信息学习范围。

而具体的可变形卷积网络是指在卷积操作过程中, 使其卷积的感受野从排列规则变为排列不规则, 添加偏移量以达到尺度变换的效果。如图 3-2 所示, 通过一个额外的卷积层来学习偏移量, 与输入的特征映射变量进行共享操作, 两者相结合, 共同作为输入进行卷积操作, 输出相应的特征映射变量。

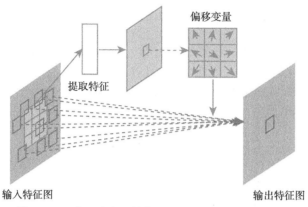

图 3-2　可变形卷积网络简图 (图片来源：文献 [108])

3.2.2　生成网络

在图像修复中，U-Net 已广泛作为基准网络，因其跳跃连接的方法可以保留底层信息，并使其余网络可以专注于恢复缺失的信息区域。本章研究中，使用一种端到端的网络体系结构模型，将 U-Net 用作基准网络，通过在网络中间层加入可变形卷积网络，合并来自不同匹配补丁大小的可变形网络模块的输出特征图，本章的模型能够生成具有细节信息的内容，生成的图像在样式上也保持一致。

此外，进一步扩展 U-Net 的体系结构，其生成网络模型如图 3-3 所示，其中，上方数字表示特征大小，下方数字表示特征通道数，将缺失图像输入该网络后经过卷积操作进行编码，随后反卷积操作进行解码，其操作对应的是下采样和上采样，同时在第三个和第四个卷积网络层中加入可变形卷积，经过可变形分支卷积后，将特征信息与对应的解码层进行融合，再经过最后一层的反卷积操作生成输出的修复图像。

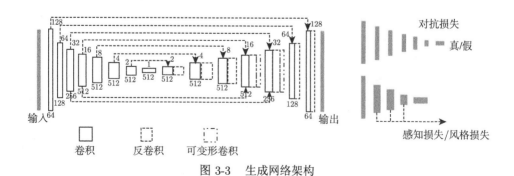

图 3-3　生成网络架构

3.3 修复网络训练损失

3.3.1 感知损失与风格损失

在本章修复网络模型中,风格一致性损失和图像细节层次的损失也被考虑其中。设计的损失函数由两部分组成,分别是语义感知损失/风格损失 (图 3-4) 和对抗性损失。

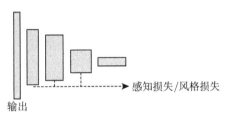

图 3-4 语义感知损失/风格损失

其中,感知损失 (perceptual loss) 是将生成的图像放入预先训练的 VGG16 模型中进行特征提取操作,并将 pool_1、pool_2 和 pool_3 的特征图与真实图像对应的特征图进行比较 [111]。在本章的模型中,使用感知损失来衡量高层结构之间的相似性,如式 (3-6) 所示。

$$L_{\text{per}} = \sum_{i=1}^{N} \frac{1}{HWC} \left| \phi_{\text{pool}_i}^{\text{GT}} - \phi_{\text{pool}_i}^{\text{pred}} \right| \tag{3-6}$$

式中,L_{per} 表示感知损失;H、W、C 分别表示特征图的高度、宽度和通道数;GT(ground truth) 表示真实图像;pred 表示生成的图像;N 是 VGG16 特征提取程序生成的特征映射数。

感知损失有助于捕捉网络层的高层结构,但它仍然缺乏保持风格一致性的能力。为了解决这个问题,采用样式风格损失作为损失函数的一部分,本章的网络模型可以从背景中学习颜色和总体样式信息,风格损失为

$$L_{\text{style}} = \sum_{i=1}^{N} \frac{1}{CC} \left| \frac{1}{HWC} \left(\phi_{\text{pool}_i}^{\text{style}_{\text{GT}}} - \phi_{\text{pool}_i}^{\text{style}_{\text{pred}}} \right) \right| \tag{3-7}$$

式中,L_{style} 表示风格损失;H、W、C 分别表示特征图的高度、宽度和通道数;style_{GT} 表示在风格上的真实图像;$\text{style}_{\text{pred}}$ 表示在风格上生成的图像;N 是 VGG16 特征提取程序生成的特征图数量。

3.3.2　对抗损失

3.3.1 节已讨论感知和风格样式的损失函数，并在图像的风格结构获得良好的结果，但是纹理细节却未能很好修复。因此，为了能够使网络修复模型学习更多细节信息，避免生成的区域产生模糊的现象，提高修复网络生成图像的精细程度，同时使用生成对抗网络中的对抗损失，如图 3-5 所示。

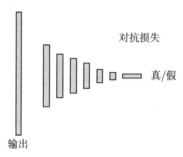

图 3-5　对抗损失

在修复网络中，对抗性损失是填补缺失区域的催化剂，广泛应用于许多生成任务中。为了保证修复图像的真实性与图像的完整性，对抗损失使用局部和全局对抗损失 [37]。借助对抗性损失 (L_{adv})，使用不同的对抗性损失权重，控制图像锐度和细节纹理信息变化。

因此，在本章的图像修复网络模型中，提出的修复网络总体损失可以表示为总损失函数：

$$L_{\text{total}} = \lambda_{\text{per}} L_{\text{per}} + \lambda_{\text{style}} L_{\text{style}} + \lambda_{\text{adv}} L_{\text{adv}} \tag{3-8}$$

式中，L_{total} 表示总损失；$\lambda_{\text{per}}, \lambda_{\text{style}}, \lambda_{\text{adv}}$ 分别为每个损失的权重。

3.4　识别实验与结果分析

本次实验主要是针对手背静脉血管的修复工作，在实验室自制的静脉数据集上进行，同时与已有算法进行定性对比实验和定量对比实验，采用通用的图像生成质量客观评价指标进行评价，修复效果与质量具有一定程度的提升。为验证本章方法对手部静脉信息图像修复的有效性，实验平台采用基于 TensorFlow + Keras 实现。

1. 定性分析

图 3-6 为本章提出算法与经典算法在手背静脉图像修复结果对比图，针对静脉图像的修复，主要采取中心信息区域的大部分遮挡的方法。在对比实验中，比

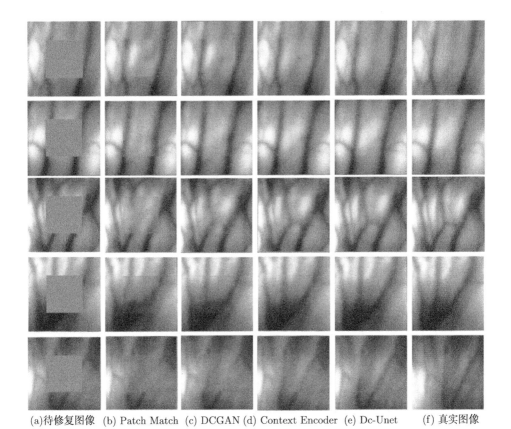

(a)待修复图像　(b) Patch Match　(c) DCGAN (d) Context Encoder　(e) Dc-Unet　　　(f) 真实图像

图 3-6　　算法修复结果对比

较的算法为 Patch Match[112]、DCGAN、Context Encoder[15] 等。Patch Match
算法主要采用的是近似最邻近的方法来寻找邻近像素关系以确保缺失部分与原始
图像之间的连续性，但是在大部分缺失的情况下，Patch Match 就不能发挥其搜
索的优势，在算法收敛上显得较为困难，导致其生成的修复手背静脉血管网络图
像与原始图像有很大差异，在被修复图像之间的整体匹配度也较差，图像风格差
异较大。而从 DCGAN 的修复结果可以看出，其修复结果与 Patch Match 相比
有一定的提升，但是 DCGAN 采用的是深度卷积神经网络，属于一个简单的生成
器，由于模型结构简单，约束能力较差，对于数据集的拟合程度没有达到理想要
求，图像修复的整体效果偏模糊，图像高层次信息表达不充分，其生成的手背静脉
血管网络图像与原始图像存在一定差异，与待修复图像的匹配度也并不理想。从
Context Encoder 算法的修复结果可以看出，该算法对缺失的手背静脉血管网络
图像修复具有一定的还原效果，采用 Context Encoder 算法网络主要结合自编码
网络特性与对抗损失的原理，在生成网络中采用编码与解码的网络结构，并改用

Channel-wise 方式进行连接，减少训练参数的同时也有利于在传递过程中保证低维特征映射，弥补了卷积操作过程中的信息丢失现象，强化了生成图像在结构信息的完整性，在损失优化上采用对抗损失与 L2 损失。而本章提出的算法是基于 U-Net 网络与可变形卷积网络模块结合的修复算法，在生成网络中采用 U-Net 的基本网络架构，该架构采用跳跃连接的方式，保证更多的图像特征信息结构，同时引入可变形卷积网络，便于网络能够学习像素点与全局图像之间的关系，保证网络学习上下文信息的能力，通过跳跃连接与后面的结构相连接，确保前后编码与解码后的图像信息完整性；在损失与优化上，提出风格感知损失与对抗损失相结合，保证生成图像在语义和风格上的完整性。与现存算法相比较，其修复结果与原始图像更为接近，细节、风格与原始图像更加一致，细节方面修复更为细腻。

2. 定量分析

本章对修复图像的结果使用定量评估方法进行质量评价。图像生成或者修复方面有相关的评价标准，客观评价指标分别是峰值信噪比 (peak signal to noise ratio，PSNR)[113] 和结构相似性 (structural similarity index，SSIM)[114]。

峰值信噪比 (PSNR) 常用对数分贝单位的表示。在图像生成任务中使用的 PSNR 图像客观评价指标，其主要的评价方式是基于生成图像与原始图像像素点间的误差，就是基于误差敏感的图像质量评价。在计算 PSNR 时需要首先知道均方误差 (MSE) 的计算，因此，在给定一个大小为 $m \times n$ 的图像 I 和噪声 K，其均方误差为

$$\text{MSE} = \frac{1}{mn} \sum_{i=0}^{m-1} \sum_{j=0}^{n-1} [I(i,j) - K(i,j)]^2 \tag{3-9}$$

则 PSNR 定义为

$$\text{PSNR} = 10 \cdot \log_{10} \frac{\text{MAX}_I^2}{\text{MSE}} = 20 \cdot \log_{10} \frac{\text{MAX}_I}{\sqrt{\text{MSE}}} \tag{3-10}$$

式中，MAX_I^2 为图像可能的最大像素值。由式 (3-10) 可知，MSE 越小，则 PSNR 越大，代表图像质量越好。

SSIM 就是输入两个图像进行相似度比较，其中一个是原始图像，另外一个则为修复后的图像，假设两个图像分别表示为 I、$\widehat{I}$，则基于两个图像的比较衡量亮度、对比度和结构分别为

$$l\left(I, \widehat{I}\right) = \frac{2\mu_I \mu_{\widehat{I}} + c_1}{\mu_I^2 + \mu_{\widehat{I}}^2 + c_1} \tag{3-11}$$

$$c\left(I, \widehat{I}\right) = \frac{2\delta_I \delta_{\widehat{I}} + c_2}{\delta_I^2 + \delta_{\widehat{I}}^2 + c_2} \tag{3-12}$$

$$s\left(I, \widehat{I}\right) = \frac{\delta_{I\widehat{I}} + c_3}{\delta_I \delta_{\widehat{I}} + c_3} \tag{3-13}$$

式中，μ_I 为 I 的均值；$\mu_{\widehat{I}}$ 为 $\widehat{I}$ 的均值；μ_I^2 为 I 的方差；$\mu_{\widehat{I}}^2$ 为 $\widehat{I}$ 的方差；$\delta_{I\widehat{I}}$ 为 I、$\widehat{I}$ 的协方差；$c_1 = (k_1 L)^2$ 和 $c_2 = (k_2 L)^2$ 为两个常数，其中，$k_1 = 0.01$，$k_2 = 0.03$；L 为像素值的范围，为 $2^B - 1$。

$$\mathrm{SSIM}\left(I, \widehat{I}\right) = \left[l\left(I, \widehat{I}\right)^{\alpha} \cdot c\left(I, \widehat{I}\right)^{\beta} \cdot s\left(I, \widehat{I}\right)^{\gamma}\right] \tag{3-14}$$

将 α、β、γ 全部设为 1，可以得到：

$$\mathrm{SSIM}(I, \widehat{I}) = \frac{(2\mu_I \mu_{\widehat{I}} + c_1)(2\delta_{I\widehat{I}} + c_2)}{\left(\mu_I^2 + \mu_{\widehat{I}}^2 + c_1\right)\left(\delta_I^2 + \delta_{\widehat{I}}^2 + c_2\right)} \tag{3-15}$$

每次计算的时候都从图片上取一个 $M \times N$ 的窗口，然后不断滑动窗口进行计算，最后取平均值作为全局的 SSIM。

这两个评价指标主要针对的是修复后的图像与原始图像之间的接近程度和相似性的评估，一般情况下，这两个指标数值越大，表示修复图像与原始图像越为接近，结构的相似性也越是高。定量分析分别对不同算法生成的手背静脉血管网络修复图像与原始的手背静脉血管网络图像进行计算与对比，这两个客观的评价指标的数据分别如表 3-1 和表 3-2 所示。

表 3-1　不同算法峰值信噪比 (PSNR)

算法	PSNR
Patch Match	25.83 dB
DCGAN	28.62 dB
Context Encoder	29.75 dB
Dc-Unet	**30.18** dB

表 3-2　不同算法结构相似性 (SSIM)

算法	SSIM
Patch Match	0.694
DCGAN	0.876
Context Encoder	0.908
Dc-Unet	**0.913**

从表 3-1 中可以看出，与其他算法相比，本章算法修复后的手背静脉血管网络图像的 PSNR 值明显高于其他算法，本章修复算法主要加入可变形卷积模块与多重的损失进行优化，从而使生成的图像在质量和细节上都有较大提高；从结构相似性的指标可以看出，Patch Match 与自编码网络的 SSIM 值较低，在大部分缺失信息区域表现不好，Context Encoder 算法的相似度有较大提高，本章算法更是优于其他算法，主要是引入风格感知损失与对抗损失，降低了其风格和细节的损失。综合以上的定性与定量分析的实验结果算法，本章修复算法对静脉缺失图像具有良好的修复效果。

采用本章算法对掌纹与指纹的修复进行修复测验，以验证该算法的泛化性。在两个开源数据集分别进行修复实验，修复效果如图 3-7 所示，从图中可以看出，本章修复算法在指纹和掌纹修复上也具有良好的表现。

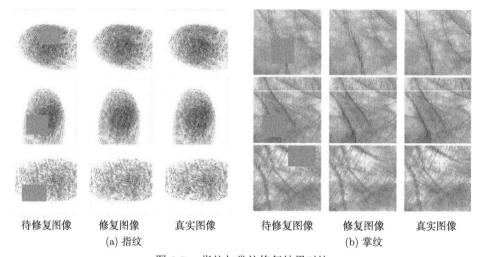

待修复图像　　　修复图像　　　真实图像　　　　待修复图像　　　修复图像　　　真实图像
　　　　　　　(a) 指纹　　　　　　　　　　　　　　　　　　(b) 掌纹

图 3-7　　指纹与掌纹修复结果对比

3.5　本 章 小 结

本章提出基于 U-Net 的静脉图像修复网络算法，该模型在 U-Net 网络跳跃连接的过程中引入可变形网络模块学习全局信息与缺失部分的关系，并引入多种损失，包括风格损失、感知损失和对抗性损失，保证风格的一致性和细节内容完整修复。各种图像修复算法对比实验表明，本章修复算法能够生成清晰的手背静脉图像，通过与现存算法比较以及定量和定性分析结果可以看出，本章修复算法对手背静脉图像修复具有有效性，生成的手背静脉血管网络图像质量具有一定程度的提升。

第 4 章　基于非局部对抗的生成对抗网络的静脉图像修复

近年来，研究表明，深度神经网络在图像修复方面表现出优异的性能，尤其是生成对抗网络的出现使得图像生成质量有了很大的提高，但在静脉图像修复中却鲜有算法提出，一些传统的图像修复算法需要人为标定和设置参数，过程复杂且繁琐。

针对这些问题，本章提出一种基于非局部对抗的生成对抗网络手背静脉图像修复 (hand-dorsa vein images inpainting based on generative adversarial network with nonlocal adversarial learning, HVNA-GAN) 算法。该算法实现静脉图像与其分割图像相结合进行缺失信息区域的补全，纹理和静脉纹理实现与原始图像相匹配。相对于现有的算法，HVNA-GAN 算法高效利用了静脉特征分布特点，有效提升了修复效果。

4.1　生成对抗网络技术

随着深度学习的研究深入，基于深度卷积生成对抗网络的研究得到快速发展，复杂的生成网络与判别网络的结合能有效地减少传统生成对抗网络中容易出现的训练崩溃现象，使得生成对抗网络得到了有效广泛的应用 [40]。

4.1.1　生成对抗网络模型与框架

生成与对抗技术主要的网络包括两部分：图像生成网络 (generator) 和辨别生成图像的判别网络 (discriminator)。生成与对抗技术的工作方式更像是一场博弈，生成网络的目的是确保能够生成高质量的图片，而判别网络则是判别生成图像真伪。在开始训练时，生成网络 G 引入随机噪声 z 作为输入，经过网络输出图像 $G(z)$。而判别器 D 判别生成图片的真实性，对于输入的真实图像 x，$D(x)$ 更倾向于判定为 1，而 $D(G(z))$ 更倾向于将其判定为 0，0 为伪造图像。因此，在整个训练过程中目标对抗函数定义为 $V(D,G)$，具体形式如式 (4-1) 所示，生成网络 G 更可能生成真实图片而骗过判别网络 D，而 D 则是尽可能判别出 G 所生成的伪造图像，所以这个过程是一个实现生成与对抗的 "博弈过程"，整个过程描述如图 4-1 所示。

$$\min_G \max_D V\left(D, G\right) = E_{X \sim P_{\mathrm{data}}(x)} \left[\log\left(D\left(x\right)\right)\right] + E_{Z \sim P_z(z)} \left[\log\left(1 - D\left(G\left(z\right)\right)\right)\right]$$

$$\text{(4-1)}$$

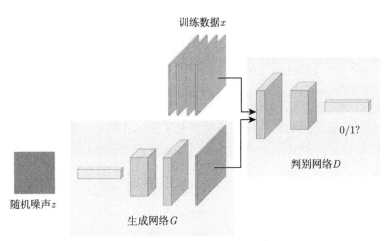

图 4-1　生成对抗网络模型

4.1.2　生成对抗网络的应用

目前深度生成对抗网络已成为深度学习领域热门的研究方向之一。鉴于生成对抗网络在得到有效的训练后，具备强大的数据生成能力，生成的数据同时具有多样性。基于其强大的生成数据集的能力，生成对抗网络的应用变得多样性，该网络的应用主要有：

(1) 图像的多样性生成。在训练足够多的图像数据后，生成对抗网络可以产生新的案例图像[42]。

(2) 图像转换。在图像转换任务上，生成对抗网络大放异彩，例如，语义图像转换为真实场景图像，灰度图像经过转换生成带色彩的图像，简单的手绘素描图像生成真实的图像[115,116]。

(3) 文字到图片的转换。文字到图像的转换是指通过文本的描述，转化为图片的案例[117]。

(4) 图像修复。基于 DCGAN 的提出，深度对抗网络对图像修复得到很好的应用[37,38]。

(5) 超分辨率图像生成。针对图像对分辨率较低的现象，采用基于深度残差网络的生成对抗网络可以有效提高图像的分辨率[118]。

生成对抗网络在计算机视觉和图像处理方面得到广泛应用，本章主要阐述基于生成对抗网络的手部静脉图像修复。

4.2　基于非局部对抗的生成对抗网络模型

本章提出的 HVNA-GAN 算法是根据静脉图像的分布特征进行设计的，生成网络模型是基于自编码网络。与简单的自编码不同的是该算法具有更深的网络。同时为了提取手背静脉图像的纹理特征与几何特征，分别在网络中间编码层采用空洞卷积 (dilated convolutions) 与非局部对抗机制 (nonlocal adversarial learning)[80,119]。在网络中判别网络则引导生成真实的高质量图像，同时该算法还采用感知损失，模型如图 4-2 所示。

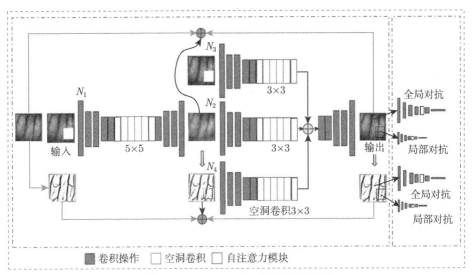

图 4-2　HVNA-GAN 算法整体模型

4.2.1　生成网络模型

HVNA-GAN 算法是基于深度生成对抗网络进行手部静脉图像修复，在计算机视觉任务处理中，因卷积神经网络能够获取图像顶层的抽象信息而广泛应用于视觉图像处理。生成网络架构是一个类似于编码器与解码器的网络，编码器用于图像的下采样以捕获更抽象的分割信息，解码器用于对图像进行上采样，以便恢复图像空间信息。缺失的静脉图像首先经过一个生成网络 N，生成具有初步修复效果的静脉修复图像，接下来引入分层式的网络 N_2、N_3、N_4，N_3 可以保证原始图像语义信息完整，N_2、N_4 将静脉图像与其分割图像进行融合，以便高效利用静脉特征信息。在网络中增加局部损失与全局损失判别网络，利用全局-局部损失训练整个网络，确保生成图像的真实性，同时为了减少修复图像与原始图像之间的差异，本算法加入了感知损失以优化生成图像的细节信息。

4.2.2　空洞卷积

CNN 在计算机视觉领域具有很好的表现，但在图像处理中存在一些不足：CNN 卷积过程具有平移不变性；图像空间层级化特征信息丢失严重，不能有效学习几何信息。因此，本章的修复网络结合空洞卷积 (dilated convolution)，在深度神经网络中增加感受野降低计算量，捕获多尺度的上下文信息。空洞卷积使用的是分散卷积核，保证每个输出像素具有更大的感受野，空洞卷积的操作方式如图 4-3 所示。

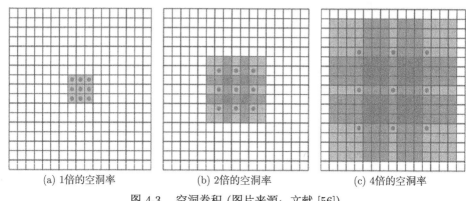

(a) 1倍的空洞率　　　　　　(b) 2倍的空洞率　　　　　　(c) 4倍的空洞率

图 4-3　空洞卷积 (图片来源：文献 [56])

空洞卷积是指其每一层的卷积核增加一个空洞率，而不会降低分辨率或覆盖范围。如图 4-3 所示，图 4-3(a) 是 1 倍的空洞率，卷积核为 3×3；图 4-3(b) 为 2 倍的空洞率，卷积核在 7×7 感受野上进行 3×3 的卷积操作；图 4-3(c) 为 4 倍的空洞率，其每个卷积操作的感受野扩大到 15×15。此外，与每一层关联的参数数量相同，感受野呈指数增长，而参数数量呈线性增长。

因此，在本章的图像修复网络中，由于上下文信息的重要性，空洞卷积通过低分辨率进行卷积操作，从而学习到较大的感受野。而生成网络的网络设计如表 4-1 所示。

表 4-1　生成网络参数

类型	卷积核大小	空洞率	步长	输出
Conv1	5 × 5	1	1	64
Conv2	3 × 3	1	2	128
Conv3	3 × 3	1	1	128
Conv4	3 × 3	1	2	256
	3 × 3			
Nlb1	3 × 3	1	1	256
	3 × 3			
空洞卷积 1	3 × 3	2	1	256

续表

类型	卷积核大小	空洞率	步长	输出
空洞卷积 2	3×3	4	1	256
空洞卷积 3	3×3	8	1	256
空洞卷积 4	3×3	16	1	256
	3×3			
Nlb2	3×3	1	1	256
	3×3			
Down-Conv1	4×4	1	2	128
Conv9	3×3	1	1	128
Down-Conv2	4×4	1	2	64
Conv10	3×3	1	1	32
输出	3×3	1	1	3

在级联网络中，由于 N_3 编码网络采用与其他网络不同的空洞率，因此，N_3 的网络参数如表 4-2 所示。

表 4-2　N_3 生成网络参数

类型	卷积核大小	空洞率	步长	输出
Conv1	5×5	1	1	64
Conv2	3×3	1	2	128
Conv3	3×3	1	1	128
Conv4	3×3	1	2	256
	3×3			
Nlb1	3×3	1	1	256
	3×3			
空洞卷积 1	5×5	2	1	256
空洞卷积 2	5×5	4	1	256
空洞卷积 3	5×5	8	1	256
空洞卷积 4	5×5	16	1	256
	3×3			
Nlb2	3×3	1	1	256
	3×3			

4.2.3　非局部网络模块

为了使神经网络能够高效捕捉图像细节信息和像素间的互信息，受 Buades 等 [120] 的影响，有学者提出非局部神经网络结构 (non-local neural network) 作为计算机视觉领域捕获长范围依赖的通用构件。由此，Zhang 等提出自注意力 GAN(self-attention GAN, SA-GAN)，其中非局部模块 (non-local block) 已经被验证可有效集成到 GAN 中 [121]。

在非局部模块的作用下，生成对抗网络可以学习到所有像素位置的关系来生成图像中传统卷积神经网络学习不到的细节。在本章的模型中，生成器和鉴别器都使用非局部模块，如表 4-1～ 表 4-4 所示。

表 4-3　全局判别网络

类型	卷积核大小	步长	输出
Conv1	5×5	2	64
Conv2	5×5	2	128
Conv3	5×5	2	256
	1×1		
Nlb1	1×1	1	256
	1×1		
Conv4	5×5	2	512
Conv5	5×5	2	512
Conv5	5×5	2	512
全连接网络层			1024

表 4-4　局部判别网络

类型	卷积核大小	步长	输出
Conv1	5×5	2	64
Conv2	5×5	2	128
Conv3	5×5	2	256
	1×1		
Nlb1	1×1	1	256
	1×1		
Conv4	5×5	2	512
Conv5	5×5	2	512
Conv5	5×5	2	512
全连接网络层			1024

在前层网络提取到特征图后输入到非局部模块中，非局部模块可以捕获长距离依赖关系，采用 1×1 卷积核、变换 (reshape)、转置 (transpose)、矩阵乘法和 Soft-max 函数等函数操作进行运算，可得：

$$y_i = \frac{1}{C(x)} \sum_{\forall i} f(x_i, y_j) g(x_j) \tag{4-2}$$

式中，i 是输出特征图的其中一个位置，通常这个位置是时间、空间或时空；j 是所有可能位置的索引；x 是输入的特征图；y 是和 x 尺度一样的输出特征图；f 是配对计算函数，计算第 i 个位置和其他所有位置的相关性；g 是一元输入函数，目的是进行信息变换；$C(x)$ 是归一化函数，确保变换前后整体信息不变，非局部神经网络的设置如图 4-4 所示。

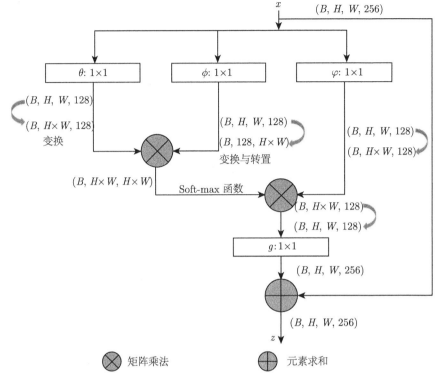

图 4-4 非局部神经网络 (图片来源：文献 [80])

4.3 修复网络训练损失

为优化对生成模型的约束，在网络结构中加入了对抗损失与感知损失，从而生成高质量的手背静脉图像。其中，对抗损失可以判定生成图像的真伪，感知损失可以从高级语义信息方面保证图像与原始图像的一致性。

4.3.1 对抗损失

在生成对抗网络中，判别器主要鉴别生成图像的真实性。本章采用 Iizuka 等 [37] 首次提出的基于全局上下文和局部上下文的判别网络，该判别网络是将图像进行网络编码，并将该网络最终的编码输出通过连接层进行融合，最后判断图像的真实性。

全局上下文判别器将大小为 256 像素 ×256 像素的缺失图像作为输入，如表 4-3 所示，经过卷积层和一个输出为 1024 维向量的全连接网络层。所有卷积层都采用 2 像素 ×2 像素的步幅，以降低图像分辨率，同时增加输出滤波器的数量。

局部上下文判别器的输入不是一张完整的图像，而是随机大小的缺失模块。如表 4-4 所示，经过卷积核大小为 5×5 和 1×1 的卷积层，输出是一个 1024 维向量，表示周围的局部上下文完整的区域。

链接网络如表 4-5 所示，全局与局部的编码串联在一起成为一个 2048 维向量，然后由单个全连接网络层进行处理，以输出连续值。使用 Sigmod 型传递函数，数值在 [0,1] 范围内，代表图片是真实性，而不是完整的。本章对静脉图像和分割图像分别采用全局与局部判别器。

表 4-5　链接网络

类型	卷积核大小	步长	输出
Conv1	1×1		2048
FC			1

判别损失是 GAN 训练过程中重要的组成部分，因此，静脉图像对抗损失为

$$L_{\text{Dori}} = E_{x \sim p(x)} \left[\log D\left(x, M_{\text{d}}\right)\right] + E_{x \sim p(x)} \left[\log \left(1 - D\left(C\left(x, M_{\text{c}}\right), M_{\text{c}}\right)\right)\right] \quad (4\text{-}3)$$

式中，M_{d} 为随机的掩码模块；M_{c} 是输入掩码；x 为训练数据集；E 为训练数据的期望。

静脉分割图像的对抗损失为

$$L_{\text{Dseg}} = E_{x \sim p(x)} \left[\log D\left(x, M_{\text{d}}\right)\right] + E_{x \sim p(x)} \left[\log \left(1 - D\left(C\left(x, M_{\text{c}}\right), M_{\text{c}}\right)\right)\right] \quad (4\text{-}4)$$

式中，M_{d} 为分割图像的随机掩码模块；M_{c} 为分割图像的输入掩码；x 为其训练数据集；E 为训练数据的期望。

本章算法分别对最终生成的修复图像和分割图像进行判别，则对抗总损失为

$$L_{\text{D}} = \lambda_{\text{o}} L_{\text{Dori}} + \lambda_{\text{s}} L_{\text{Dseg}} \quad (4\text{-}5)$$

式中，λ_{o}、λ_{s} 分别为静脉图像、静脉分割图像的权重。

4.3.2　感知损失

感知损失 (perceptual loss) 是在图像风格转换应用中被提出来的，感知损失可以作为图像生成方面的辅助工具。由于 GAN 中的对抗损失考虑的是自然图像的整体分布，与原始图像相比，对缺失图像细节的修复会存在不能更接近于真实图像问题，只是对抗损失不适用于静脉图像在光感、细节阴影等方面的修复。因此，修复网络作为两级的级联网络相连接，静脉图像感知损失函数为

$$L_{\text{pori}} = \left\|\phi_l\left(I_{\text{o}}\right) - \phi_l\left(I_{\text{f}}\right)\right\|^2 + \left\|\phi_j\left(I_{\text{o}}\right) - \phi_j\left(I_{\text{f}}\right)\right\|^2 \quad (4\text{-}6)$$

式中，ϕ_l 表示一级修复网络的第 l 层；ϕ_j 表示最终修复网络的第 j 层。

静脉分割图像感知损失函数为

$$L_{\text{pseg}} = \|\phi_l(I_{\text{o}}) - \phi_l(I_{\text{f}})\|^2 + \|\phi_j(I_{\text{o}}) - \phi_j(I_{\text{f}})\|^2 \tag{4-7}$$

最终修复图像和原始分割图像间的感知损失之和为

$$L_{\text{P}} = \lambda_{\text{o}} L_{\text{pori}} + \lambda_{\text{s}} L_{\text{pseg}} \tag{4-8}$$

4.3.3 训练总损失

整个目标损失为式 (4-3)$\sim$ 式 (4-8) 的加权损失之和：

$$L_{\text{t}} = \lambda_{\text{d}} L_{\text{D}} + \lambda_{\text{p}} L_{\text{P}} \tag{4-9}$$

式中，λ_{d}、λ_{p} 分别为对抗损失与感知损失的权重值。根据训练经验，本章将超参数分别设置为：$\lambda_{\text{d}} = 1$，$\lambda_{\text{p}} = 0.1$，$\lambda_{\text{o}} = 1$，$\lambda_{\text{s}} = 0.1$。

4.4 识别实验与结果分析

为了验证基于非局部对抗网络的手背静脉血管网络生成算法的有效性，并与其他相关的图像算法的效果对比，本章主要使用实验室自制数据集图像，另外还使用两个公开的掌纹和指纹数据集，以分割图像与原始图像相结合的方式对图像缺失区域进行修复，表明本章算法在点到线的转化上有更好的图像修复效果。

本章的主要任务是修复缺失的手部静脉图像。因此，为了能够得到有效的训练结果，在缺失图像生成方面，采用随机生成局部缺失的手背静脉信息的图像，输入的缺失图像 I 的生成为

$$I = I_{\text{gt}} \otimes (1 - \boldsymbol{M}) \tag{4-10}$$

式中，I_{gt} 是完整的静脉图像；$\boldsymbol{M}$ 是一个 0–1 的掩码矩阵且随机生成的，其中，局部缺失部分是 0，其他部分是 1。如图 4-5 所示，采用随机掩码矩阵生成的局部缺失手背静脉图像。

为了验证手背静脉修复方法的有效性，将本章算法与其他相关的图像修复算法进行对比测试，如 Patch Match[112]、DCGAN、Context Encoder[15] 和 Dc-Unet。从图 4-6 中可以看出，Patch Match 的修复效果不佳，其图像的缺失部分水印表现明显，在大部分缺失的情况下，Patch Match 不能发挥其搜索的优势，这就导致其生成的修复手背静脉血管网络图像与原始图像差异很大。DCGAN 在修复方面

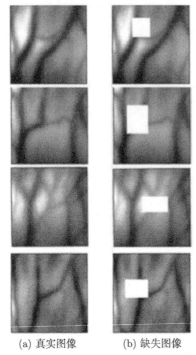

(a) 真实图像　　　　(b) 缺失图像

图 4-5　手背静脉随机缺失样图

　　仍存在一定水印块现象，该算法在潜在空间中搜索与原图像"最接近"的需要修复部分的编码，但有时会存在难以在潜在空间中找到正确的学习变量，对简单的结构表现比较好，而对真实存在的情况却表现较弱。从 Context Encoder 算法的修复结果可以看出，该算法对于缺失的手背静脉血管网络图像修复有一定的还原效果，但修复细节部分仍存在差异。而 Dc-Unet 图像修复方法虽对比前两者有较好的效果，但仍存在光照不均匀、静脉血管粗、阴影较多等问题，这是因为 Dc-Unet 主要侧重于图像完整度修复和结构的重建，而在高层次信息如色彩和图像细节还把握不到位。本章提出的 HVNA-GAN 算法在静脉图像修复上取得较好的效果，在水印去除方面有很大提高，在手背静脉图像结构重建的过程中加入感知损失和风格损失，确保细节语义和高层信息与原始图像更为接近，实现了其在手背静脉图像修复的高效性与泛化性。

　　采用客观评价指标 PSNR 和 SSIM 对生成的静脉图像的修复结果进行评价，如表 4-6、表 4-7 所示。通过上述两个评价指标，将 HVNA-GAN 算法与其他相关的图像算法进行对比可以看出，HVNA-GAN 算法优于其他的图像修复算法。

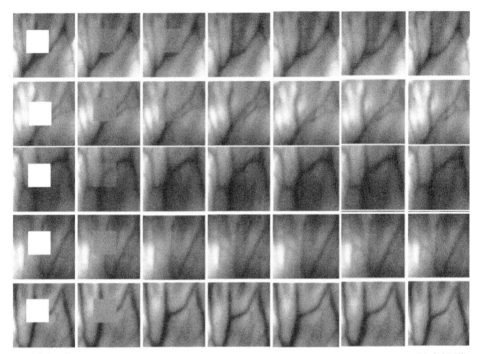

(a) 待修复图像 (b) Patch Match (c) DCGAN (d) Context Encoder (e) Dc-Unet (f) HVNA-GAN (g) 真实图像

图 4-6 对比实验结果

表 4-6 不同算法的峰值信噪比 (PSNR)

算法	PSNR/dB
Patch Match	25.83
DCGAN	28.62
Context Encoder	29.75
Dc-Unet	30.18
HVNA-GAN	**31.31**

表 4-7 不同算法的结构相似性 (SSIM)

算法	SSIM
Patch Match	0.842
DCGAN	0.876
Context Encoder	0.908
Dc-Unet	0.912
HVNA-GAN	**0.931**

同时，HVNA-GAN 算法还对掌纹与指纹的修复进行测验，以验证该算法的泛化性。在两个开源数据集上分别进行修复实验，修复效果如图 4-7 所示，从图

中可以看出，本章提出的 HVNA-GAN 算法在指纹和掌纹的修复上也具有良好的表现。

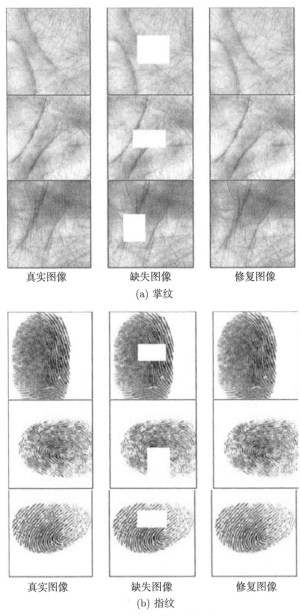

图 4-7　掌纹与指纹修复结果

4.5 本 章 小 结

本章提出基于非局部对抗的生成对抗网络手背静脉图像修复算法——HVNA-GAN 算法,利用具有编码器-解码器的生成网络作为生成修复网络,除了输入缺失的静脉图像外,通过级联网络将静脉分割图像作为输入,有效地与静脉图像进行特征融合,高效利用静脉特征信息。此外,在网络框架中采用非局部模块学习更多图像隐藏的细节,提高修复静脉图像的质量。实验表明,本章提出的 HVNA-GAN 手背静脉修复法可以生成高质量的静脉修复图像,在掌纹与指纹的修复方面也有良好的表现。由于本章提出的网络模型较为复杂且参数较多,消耗训练资源多,因此有必要对该算法进行优化,提出更高效、简单、节约资源的算法是后续的研究工作。

第 5 章　基于分离与表示的生成对抗网络的静脉图像修复

近年来，随着生成对抗网络的快速发展，越来越多的学者开始关注图像到图像间的转换。学习分离与表示的任务是建立影响数据变化因素的模型。目前大多数无监督的分离与表示算法是通过最大化潜在变量和数据变化之间的互信息来实现解纠缠，而与分离具有对抗性损失的时间无关。本章通过对抗性损失将图像分离为域不变和域特定的表示，便于学习不同的跨域映射。

通过不同数据的表示分解为一个共享部分和一个独占部分来学习分离与表示,提出一种基于分离与表示的生成对抗网络手背静脉图像修复算法 (hand-dorsal vein image inpainting based on generative adversarial network with disentangled and representation，HVDR-GAN)，从静脉关键点与完整的图像进行成对学习，学习关于静脉网络由点生成线的分离与表示，实现当静脉信息严重缺失时，可以基于其中一部分关键点重新构造出新的图像。严重缺失图像如图 5-1(b) 所示。此外，还引入一个基于目标特征的对抗性损失来分离共享和独占的目标信息，这比梯度反转层更有效，从而实现良好的修复效果。

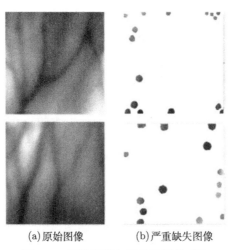

(a)原始图像　　　　(b)严重缺失图像

图 5-1　原始图像与严重缺图像对比

5.1 图像到图像的转换

图像到图像的转换通常是根据像素分类或回归来定义描述的。由于输出空间为 "非结构化" 的布局，在给定输入图像的情况下，每个输出像素被视为条件独立于所有其他像素，其本质就是像素到像素间的映射。而无监督图像到图像转换的目的是利用图像在各个区域的边际分布学习图像在不同区域的联合分布。由于存在一个可以到达给定边际分布的无穷多个联合分布集合，因此在没有附加假设的情况下，不能从边际分布中推断任何关于联合分布的信息。

5.1.1 成对图像数据间的转换

图像到图像的转换旨在学习从源域到目标域的映射。在成对的训练数据中，Pix2pix 是在生成对抗网络的基础上提出的通用模型，在建模的过程中，Pix2pix 使用条件对抗网络来对映射函数建模[115]。

如图 5-2 所示，D 为判别器，G 为网络的生成器。图片 x 作为条件，需要输入到 G 和 D 中。G 的输入是 $\{x, z\}$，其中，x 是需要转换的图片，z 是随机噪声，输出是生成的图片 $G(x, z)$，D 则需要分辨出 $\{x, G(x, z)\}$ 和 $\{x, z\}$。

在条件生成对抗网络中，优化函数为

$$L_{cGAN}(G, D) = E_{x,y}[\log D(x, y)] + E_{x,z}[\log(1 - D(x, G(x, z)))] \tag{5-1}$$

在优化生成器 G 方面引入了 L_1 损失：

$$L_{L_1}(G) = E_{x,y,z}[\|y - G(x, z)\|_1] \tag{5-2}$$

Pix2pix 最终目标函数：

$$G^* = \arg\min_G \max_D L_{cGAN}(G, D) + \lambda L_{L_1}(G) \tag{5-3}$$

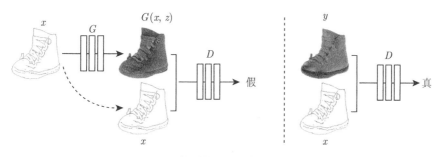

图 5-2　网络结构 (图片来源：文献 [115])

5.1.2　非成对图像数据间的转换

非成对图像数据间的转换是以 CycleGAN 为代表的研究，与 Pix2pix 不同的是未采用成对的图像数据，这样可以采用两个毫不相干的图像域进行转换。其训练方式采用周期一致性对未配对的数据进行训练，模型结构如图 5-3 所示。仅以输入图像为条件，产生单个输出。然而，由于噪声向量和目标域之间缺乏正则化，简单地将噪声向量注入生成器中通常不是实现多模态生成的有效方法。

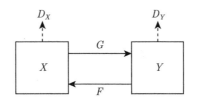

图 5-3　CycleGAN 的网络模型结构

在 CycleGAN 的网络模型结构 (图 5-3) 中，有两个生成器网络分别是 G 和 F，两个判别器网络分别为 D_X 和 D_Y，从其结构上看，其网络结构包含两个对称的生成对抗模型，其结构可以通过共享生成器组成一个环形的对偶网络。

5.2　分离与表示的学习

分离与表示能够实现不同输出的图像到图像的转换。给定一对共享某些属性的图像，同时基于目标创建一个低维表示向量，可以分为两部分：捕获图像之间的公共信息共享表示和包含每个图像的特定信息独占表示。分离与表示是一种不依赖于图像重建或图像生成的基于互信息估计模型，通过互信息最大化获取共享表示和独占表示中的数据属性，同时通过最小化共享表示和独占表示之间的互信息表示分离。

5.2.1　分离与表示研究现状

基于无监督的研究方法将图像分解为领域不变的内容特征和领域特定的属性向量，产生不同的图像到图像的转换输出。分离数据属性对于需要了解这些属性的多个任务非常有用。使用变分自编码器 (variational auto encoder, VAE) 变体在每个维度都独立且对应特定属性的情况下创建表示[122]。在已有的工作中，Chen 等[123] 提出一种结合互信息正则化的 GAN 模型，是一种基于 VAE-GAN 图像转换器和梯度反转层的模型，将成对数据的属性分解为共享表示和独占表示。

此外，Luan 等[124] 提出 DR-GAN 分离用于位置变化人脸识别的姿势和身份分量；Bao 等[125] 分离身份特征和属性以学习 Open-set 人脸合成模型；Liu

等[126] 构造一个身份提取和消除自动编码器，将身份与其他属性分离。Bicycle-GAN 结合 cVAE-GAN 和 cLR-GAN，对图像到图像转换中可能输出的分布进行建模并取得良好的效果[127−130]。

5.2.2 分离与表示应用

在分离与表示方面，网络更多的是借鉴了 InfoGAN 的思想。在 InfoGAN 的思想中，一张图片通过网络编码可以分解为内容 (content) 和特性 (attribute) 两个部分，这两部分分别使用两个编码模块学习特征[123]。

在诸多的应用场景中，如给定一个域 (夜间图像场景) 的输入图像，如图 5-4 所示，在目标域 (对应的白天图像) 中模拟潜在输出的分布，产生真实和多样的结果[127]。

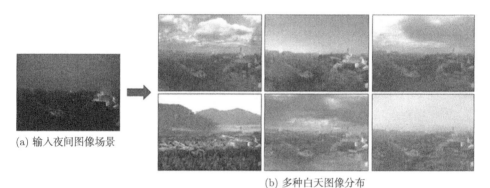

(a) 输入夜间图像场景

(b) 多种白天图像分布

图 5-4　多模态图像到图像的转换 (图片来源：文献 [127])

如在 Gene-GAN 的研究中，网络编码器可以将图像编码分解为背景特征 A 和目标特征 u，解码器可以从背景特征 A 和无目标特征 (表示为 0) 重建无目标 (非笑脸) 的图像[132]。如图 5-5 所示，分解后的对象特征可以将对象移植到另一

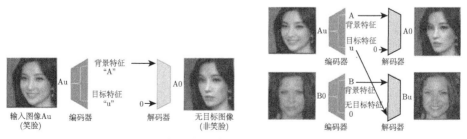

图 5-5　目标分离与移植 (图片来源：文献 [132])

个图像中。当来自第一图像 Au 的 "微笑" 特征 u 和背景特征 B 被馈送到解码器时，生成的图像 Bu 理想上将具有与 Au 相同的微笑水平和风格。

5.2.3　点与线的分离

由于学习任务的复杂性，网络难以学习并获得真实感的点到线的静脉网络图像，因此，从静脉血管网络图像中分离出线条内容信息并非易事。由于关键点的图像只包含没有任何静脉血管线条信息的内容成分，因此，采用内容编码器 E_C 提取没有任何静脉血管线条信息的内容成分。为了指导编码器 E^l 有效地从静脉图像中提取内容信息，在编码器 E_P^C 的最后一层与线性内容信息编码实现权重共享。为了实现这一目标，E_P^C 尽可能地多学习关键点分布的内容信息，将 E_P^C 和 E^l 一起输入 G_L 生成 L_P，而 E_L^C 则更多地去学习潜在关键点信息。在这里 P_L 是 L 的分离过后的一个关键点信息图像，不包含静脉血管网络线条的内容信息。在网络中，添加 KL 散度损失，使静脉血管网络的线条分布特征 l_L 的分布正规化，使其接近正态分布 $p(l) \sim N(0,1)$。如式 (5-4) 所示，这将进一步抑制 l_L 中包含的内容信息。KL 散度损失定义为

$$\mathrm{KL}\left(q\left(l_L\right)\|p\left(l\right)\right) = -\int q\left(l_L\right)\log\frac{p\left(l\right)}{q\left(l_L\right)}\mathrm{d}l \tag{5-4}$$

KL 散度损失 [133] 为

$$L_{\mathrm{KL}} = \frac{1}{2}\sum_{i=1}^{N}\left(\mu_i^2 + \sigma_i^2 - \log\sigma_i^2 - 1\right) \tag{5-5}$$

式中，μ 和 σ 分别是 l_L 的平均值和标准偏差；N 是 l_L 的维度大小；l_L 的采样表示 $l_L = \mu + l \circ \sigma$，其中 $p(l) \sim N(0,1)$，$\circ$ 表示元素对应位置相乘。

5.3　修复网络训练损失

5.3.1　对抗损失

为了使生成的静脉血管网络图像更具真实性，在两个图像生成域采用对抗性损失。对于只有关键点的图像域，将对抗性损失定义为

$$L_{D_P} = E_{p \sim p(p)}\left[\log D_P\left(p\right)\right] + E_{l \sim p(l)}\left[\log\left(1 - D_P\left(G_P\left(E_L^C\left(l\right), l_L\right)\right)\right)\right] \tag{5-6}$$

式中，D_P 是以最大化的目标函数区分去静脉血管网络线条图像和真实的关键点图像。相比之下，G_P 的目标是最小化损失，使去静脉血管网络线条图像看起来

与 P 关键点图像域中的真实样本相似。同样,将静脉血管网络线条图像域中的对抗性损失定义为

$$L_{D_L} = E_{l \sim p(l)} \left[\log D_L (l) \right] + E_{p \sim p(p)} \left[\log \left(1 - D_L \left(G_L \left(E_p^C (p), l_L \right) \right) \right) \right] \tag{5-7}$$

因此,对抗的总损失定义为

$$L_{\text{adv}}^{PL} = L_{D_P} + L_{D_L} \tag{5-8}$$

5.3.2 循环一致性损失

通过组合来自任意图像的内容表示和来自目标域的图像的属性表示来执行图像到图像之间的转换。本章利用这个特性并使用 Zhu 等 [134] 提出的循环一致性约束 (即 $X \to Y \to X$),假设两个域之间一对一映射,且提出交叉循环约束利用分离的内容和属性表示进行循环重建。

在训练中,由于不提供成对监督,因此在分离后手背静脉血管线条图像不保留原始图像中的线条内容信息。在 CycleGAN 的启发下,本章引入循环一致性损失,以保证去线条内容的手背静脉血管网络图像的 L_P 由关键点重建原始手背静脉血管网络图样本,并将 P_L 转换至原始的静脉血管关键点图像域。循环一致性损失进一步限制生成样本的空间,保留原始图像的内容。在定义该损失时,在网络正向一致性传播表示为

$$L_P = G_P \left(E_P^C (P), E^l (l) \right) \tag{5-9}$$

$$P_L = G_P \left(E_L^C \right) \tag{5-10}$$

而反向一致性传播表示为

$$\widehat{P} = G_{\widehat{P}} \left(E_{LP}^C (L_P) \right) \tag{5-11}$$

$$\widehat{L} = G_{\widehat{L}} \left(E_{P_L}^C (P_L), E^{L_P} (L_P) \right) \tag{5-12}$$

因此,将两个域上的循环双向一致性损失定义为

$$L_{\text{CC}} = E_{l \sim P(l)} \left\| L - \widehat{L} \right\|_1 + E_{p \sim P(p)} \left\| P - \widehat{P} \right\|_1 \tag{5-13}$$

5.3.3 感知损失

在初步的分离与表示生成实验过程中,新生成的图像在色彩和内容上往往往含有许多影响视觉的伪影。根据 Chen 等的研究结果得到结论 [135],即从预先训练的深度网络中提取的特征包含丰富的语义信息,并且它们之间的距离可以作为感

知相似性判断。在生成手背静脉血管网络图像和相应的原始手背静脉血管网络图像之间加入感知损失：

$$L_p = \|\phi_l(L_P) - \phi_l(L)\|_2^2 \tag{5-14}$$

式中，$\phi_l(x)$ 是预训练网络 VGG16 的第 l 层的特征。

　　将生成的图像放入 VGG16 特征提取器中，并将每一层得到的特征映射与原始真实的图像对应的特征映射进行比较。在 HVDR-GAN 算法模型中，感知损失是衡量高层结构之间的相似性。

　　使用手背静脉血管网络图像 L 代替手背静脉血管网络的关键点图像 P 作为感知损失的参考图像有两个主要原因：首先，L 的内容信息通过预先训练的 CNN 提取，如图 5-5 所示，实验结果已证实这一点；其次，由于 L 和 P 是不成对的，应用 L 和 L_P 之间的感知损失，迫使 L_P 从 L 中编码不相关的内容信息。

　　此外，在感知损失的应用上，并未在 P 与 P_L 上增加感知损失，这是因为手背静脉血管网络的关键点在训练过程中不存在明显的高层伪影与结构缺失等信息。重要是找到手背静脉血管网络图像与关键点之间的关系，由于关键点的感知损失可能会降低生成图像性能，因此，在手背静脉血管网络关键点图像的生成中不用感知损失来优化该任务，主要原因是文本图像的像素强度分布与 ImageNet 等数据集中的自然图像存在较大差异。

　　在综合多种损失情况下，网络最终的目标函数为所有引入损失的加权和，如下式所示：

$$L = \lambda_{\mathrm{adv}} L_{\mathrm{adv}}^{PL} + \lambda_{\mathrm{CC}} L_{\mathrm{CC}} + \lambda_P L_P + \lambda_{\mathrm{KL}} L_{\mathrm{KL}} \tag{5-15}$$

5.4　识别实验与结果分析

　　为评估分离与表示的点到线手背静脉血管网络生成算法 (HVDR-GAN 算法) 的有效性，并与其他相关算法的效果进行对比实验。该算法采用自制数据集进行测试实验，自制数据集为分割的手背静脉血管网络图像与手背静脉血管关键点图像，因此，如何找到点与线的关系，并能用网络分离和表示是该算法的难点所在。

1. 定性分析

　　图 5-6 为 HVDR-GAN 算法与经典的图像转换算法 (CycleGAN、Bicycle-GAN、EnlightenGAN[81] 等) 的对比实验结果。CycleGAN 算法对点到线的重建效果较差，几何信息丢失严重，该算法主要是完成一个目标域到另一个目标域之间的映射与逆映射，学习信息单一，缺少图像的多样性。在分离与表示方面，CycleGAN 算法不能做特定的关键信息转换，尤其是在几何变化任务上表现一般。BicycleGAN 算法是基于条件变分自动编码器 GAN(cVAE-GAN) 与条件潜在回

归 GAN(cLR-GAN) 的结合并重新设计的算法, 此算法加强潜在编码与特定输出之间的关系, 在图像转换问题上具有多样性, 其视觉效果得到提高, 但是该算法主要是通过引入噪声来增加多样性, 对于生成的图像并没有较好的约束, 没有特定的内容编码和内容编码器, 对点到线的学习能力较差。在点到线的学习过程中, 虽然结构已初步显现, 但是细节信息仍无法学习, 特征丢失严重, 多样性对于转换过程中特定信息的学习帮助性较小, 效果不能更好表现出来。从图 5-6 所示的图像质量来看, EnlightenGAN 算法的图像生成质量有一定的提高, 生成的图像比前两种算法有了很大的提升, 但仍有很多的细节丢失。EnlightenGAN 算法是提出一个共享的潜在空间假设, 假设不同域中的一对对应图像可以映射到共享的潜在空间中同一个潜在表示, 对抗性训练目标与权重共享约束交互, 权重共享约束其强制性的共享一个空间, 在两个域中生成相应的图像, 采用耦合生成对抗网络, 使用共享潜在空间假设进行联合分布学习。由于采用高斯潜在空间假设, 其转换模型是单峰的; 由于鞍点搜索问题, 其训练可能不稳定。

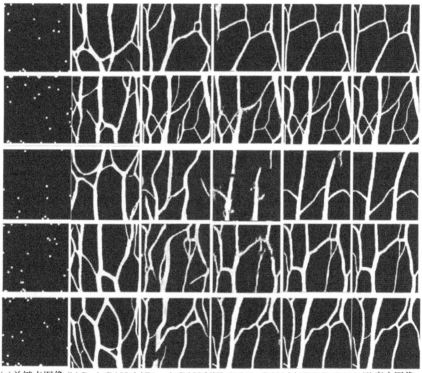

(a)关键点图像 (b)CycleGAN (c)BicycleGAN (d)EnlightenGAN (e)HVDR-GAN (f)真实图像

图 5-6　不同算法对比实验结果

　　HVDR-GAN 算法结合分离与表示，效果优于以上其他相关算法，基于解纠缠表示的无监督区域特定图像的点到线生成方法，通过使用内容编码器和特征学习编码器在手背静脉血管分割图像中分离出点的特征与线的特征，实现离散角度。HVDR-GAN 算法使用 KL 散度损失调整提取模糊属性的分布范围，使得包含的内容信息很少，同时，为了处理未配对的训练数据，加入点与线的循环一致性损失，保证去线生成的关键点图像以及静脉血管网络分割图像的内容结构与原始图像相匹配，证明了共享潜在空间约束隐含循环一致性约束，而测试方式主要是从手背静脉网络图像的关键点生成完整的手背静脉血管网络分割图，采用其潜在学到的点到线的能力，使得生成的图像与分离前的图像结构更加一致。

　　2. 定量分析

　　采用客观评价指标峰值信噪比 (PSNR) 和结构相似性 (SSIM) 对生成的静脉图像的修复结果进行评价。两个评价指标的量化结果分别如表 5-1、表 5-2 所示。

表 5-1　　不同算法的峰值信噪比 (PSNR)

算法	PSNR/dB
CycleGAN	5.070
BicycleGAN	14.57
EnlightenGAN	22.86
HVDR-GAN	**25.21**

表 5-2　　不同算法的结构相似性 (SSIM)

算法	SSIM
CycleGAN	0.366
BicycleGAN	0.615
EnlightenGAN	0.823
HVDR-GAN	**0.871**

　　从表 5-1 与表 5-2 可以看出，在手背静脉血管网络关键点到手背静脉血管网络图像的转换过程中，HVDR-GAN 算法获得的效果较其他相关算法都有明显的提升，这是因为 HVDR-GAN 算法是在生成对抗网络的基础上引入分离与表示方法，同时，加入点与线的循环一致性损失和其他多重损失，保证图像生成质量，确保去线生成的关键点图像以及静脉血管网络分割图像的内容结构与原始图像相匹配。

　　接着，恢复生成的静脉血管网络分割图像对应的原始静脉图像，其修复结果如图 5-7 所示。

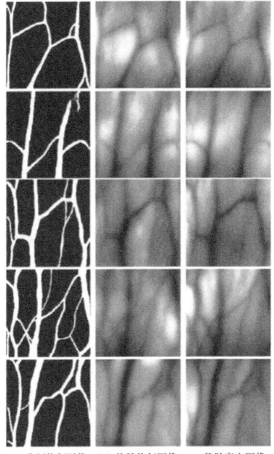

(a) 分割修复图像　(b) 静脉修复图像　(c) 静脉真实图像

图 5-7　HVDR-GAN 算法手背静脉修复图像结果

　　为了验证修复静脉图像的质量，在定量分析中同样使用峰值信噪比与结构相似性两个客观评价指标对手背静脉修复图像与静脉真实图像进行评价，其评价结果的平均值如表 5-3 所示，严重缺失静脉图像在缺少光照信息以及纹理信息的情况下，峰值信噪比达到 14.63dB；在结构相似性上，生成的静脉修复图像达到 0.767，可以看出本章提出方法——HVDR-GAN 算法对于严重缺失的手背静脉图像具有良好的恢复效果。

表 5-3　静脉修复图像的峰值信噪比与结构相似性

	PSNR/dB	SSIM
HVDR-GAN 算法静脉修复图像	14.63	0.767

5.5　本 章 小 结

本章提出基于分离与表示的生成对抗网络的静脉图像修复算法 (HVDR-GAN 算法)，采用分离与表示的方法学习手背静脉图像中的关键点与手背静脉图像血管网络线条的内容和特征，同时，为抑制手背静脉血管网络线条的特征，对内容信息的编码加入 KL 散度损失；此外，为了保持原始图像的内容结构，在框架中加入手背静脉血管网络线条分支和循环一致性损失，加入感知损失去除静脉图像中冗余信息；最后，对手背静脉图像关键点到手背静脉血管网络图进行对比实验，定量分析和定性分析的结果都表明 HVDR-GAN 算法具有良好的静脉图像修复性能。

第 6 章　基于 Actor-Critic 的低曝光静脉图像增强

　　静脉图像采集过程中容易因多种不可避免的因素导致静脉图像背景灰暗，从而使采集到的图像存在对比度低、静脉纹理不清晰、细节信息丢失等问题。传统方法常使用多个滤波器相结合的方式对静脉图像进行增强，但是使用多个滤波器处理图像需要人工设置大量参数，而且全局滤波处理过程容易造成图像细节信息丢失的问题。针对上述问题，本章提出一种基于 Actor-Critic 的低曝光静脉图像增强 (low exposure vein image enhancement network based on actor-critic, ACN) 算法，通过 Actor-Critic 模型设置多个图像编辑操作的滤波器 (对比度、饱和度、白平衡、曝光和色调曲线函数) 的参数，达到低曝光静脉图像增强效果。为了改善全局图像处理造成的静脉细节丢失的问题，提取中间处理结果的图像细节信息，叠加到滤波处理后的图像中得到最终增强的静脉图像。

6.1　Actor-Critic 框架

　　深度强化学习网络由神经网络层组成，利用神经网络扩展输入维度的同时可以利用卷积层的梯度下降法进行训练，控制 Agent 的行为，关注点是寻找最优策略。与传统机器学习方法的监督学习和无监督学习相比，深度强化学习最大的特点是在交互中学习，并且以一种通用的形式将深度学习的感知能力与强化学习的决策能力相结合 [74]，示意图如图 6-1 所示。深度 Q 网络 (deep Q network, DQN)[136,137] 是深度强化学习的开山之作，其基本思想是根据当前状态，计算采取每个动作的价值，然后根据价值选择动作，这是基于价值 (value based) 的学习方式。强化学习的另一种方法是基于策略梯度 (policy gradient)[138] 的学习方式，策略梯度要求网络直接根据当前的状态选择动作。在训练过程中，基于策略梯度的强化学习由神经网络根据当前的状态输出动作或者动作的概率，并通过设计奖励值函数来判断动作的优劣。因为当前的状态可能由几个动作实现，所以网络更新需要在一个动作回合之后才能完成。

　　Actor-Critic 算法 [139] 是结合以上两种算法的基本思想，使用 Actor 和 Critic 两个网络，Actor 的设计是基于策略梯度的思想，使其可以在连续动作中选取合适的动作；Critic 则是根据基于价值的思想，使网络可以实现单步更新，解决了传统策略梯度中因回合更新导致的学习效率低的问题。

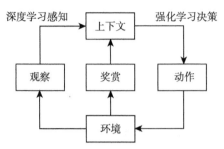

图 6-1　深度强化学习原理简图

　　Q-learning 算法 [140] 是最常用的基于值的强化学习算法,其通过维护一张维数大小为状态数 S 和动作数 A 乘积的 Q 值表实现记录最优策略值。Q 值表中每个数代表当前时刻状态 S 下采用动作 A 可以获得的未来收益折现和,当折现和最大时表示最优策略值。Q-learning 算法通过不断训练迭代更新收益的折现和寻找最优策略,当达到最优策略值时,该算法收敛。在训练过程中,Q-learning 算法使用贝尔曼 (Bellman) 等式更新 Q 值表:

$$Q_{i+1}(s,\alpha) = r + \alpha \left[r + \gamma \max_{a'} Q(s',a') - Q(s,a) \right] \tag{6-1}$$

式中,α 为学习率;γ 为奖励的衰减系数;r 是即时奖励值;s 和 a 分别表示当前时刻的状态和动作;s' 和 a' 分别表示下一时刻的状态和动作。

　　在离散且维数不高的情况下,采用 Q 值表存储和维持动作空间的相关性,当状态是连续时,Q 值表则不再适用。由于多输入的图像处理是深度学习的强项,Mnih 等 [136] 提出的 DQN 是将卷积神经网络和强化学习中的 Q-learning 算法相结合,智能体 (agent) 能够直接从原始的图像状态学习有用的信息,扩大 Q-learning 的实际应用场景,更适用于处理视觉感知相关的控制任务。DQN 用于更新神经网络的损失函数为

$$L_i(\theta_i) = E_{s,a \sim \rho(\cdot)} \left[(y_i - Q(s,a,\theta_i))^2 \right] \tag{6-2}$$

$$y_i = E_{s' \sim \in} \left[r + \gamma \max_{a'} Q(s',a',\theta_i) | s,a \right] \tag{6-3}$$

式中,y_i 是第 i 次迭代的更新目标;$\rho(s,a)$ 是动作策略对应的状态 s 和动作 a 的序列分布。

　　根据神经网络的权重 θ 对损失函数求微分,得到下面的策略梯度:

$$\nabla_{\theta_i} L_i(\theta_i) = E_{s,a \sim \rho(\cdot); s' \sim \in} \left[\left(r + \gamma \max_{a'} Q(s',a',\theta_{i-1}) - Q(s,a,\theta_i) \right) \nabla_{\theta_i} Q(s,a,\theta_i) \right]$$
$$\tag{6-4}$$

DQN 使用经验池存储最近产生的 N 个样本序列, 然后通过对经验池中的样本采样来训练和更新网络参数, 解决深度学习需要大量训练数据的问题, 智能体能多次学习已得到的样本, 提高样本的利用率, 通过随机采样得到样本, 从而打破样本的时间相关性, 使得学习过程更加稳定。

虽然基于值的深度强化学习算法在很多应用场景中表现优秀, 但是仍存在一定的局限性。其一, 基于值的深度强化学习算法不能学习随机策略; 其二, 面对高维动作空间或连续的动作空间时, 难以计算动作的 Q 值表; 其三, 动作估计值随意的一个小改变可能造成该动作被选择或者不被选择, 导致基于值的深度强化学习的收敛性不能保证[141]。策略梯度是一种常用的策略优化方法, 通过不断计算策略期望总奖励值关于策略参数的梯度来更新策略参数, 最终收敛于最优策略。相比于基于值的深度强化学习算法, 策略梯度的输入为各种状态, 输出是各种动作的概率, 根据概率选择下一个动作, 从而学习随机策略, 其目标是最大化奖励的期望[142]。

在使用策略梯度解决深度强化学习的问题时, 可以采取参数为 θ 的深度卷积神经网络进行参数化表示策略, 并利用策略梯度方法来优化策略[143]。强化学习的目标函数是使得状态动作序列的累计奖励值最大化:

$$\theta^* = \arg\max_\theta E_{\tau \sim \pi_{\theta(\tau)}} \left[\sum_\tau r\left(s_t, a_t\right) \right] \tag{6-5}$$

式中, $\pi_{\theta(\tau)}$ 为状态动作序列 τ 出现的概率, 根据马尔可夫决策过程, 其定义为

$$\pi_\theta = p_\theta\left(s_1, s_2, \cdots, s_T, a_T, s_{T+1}\right) = p\left(s_1\right) \prod_{t=1}^{T} \pi_\theta\left(a_t | s_t\right) p\left(s_{t+1} | s_t, a_t\right) \tag{6-6}$$

将 $\sum_\tau r\left(s_t, a_t\right)$ 记为 $r\left(\tau\right)$, 那么强化学习需要优化的目标函数定义为

$$J\left(\theta\right) = E_{\tau \sim \pi_{\theta(\tau)}} \left[r\left(\tau\right)\right] = \int r\left(\tau\right) \pi_{\theta(\tau)} \mathrm{d}\tau \tag{6-7}$$

采用梯度下降的方式优化策略, 目标函数的梯度为

$$\nabla_\theta J\left(\theta\right) = \int \nabla_\theta \pi_\theta\left(r\right) r\left(\tau\right) \mathrm{d}\tau \tag{6-8}$$

经过公式推导, 最终的目标函数的梯度为

$$\nabla_\theta J\left(\theta\right) = E_{\tau \sim \pi_{\theta(\tau)}} \left[\left(\sum_{t=1}^{T} \nabla_\theta \log \pi_\theta\left(a_t | s_t\right) \right) \left(\sum_{t=1}^{T} r\left(s_t, a_t\right) \right) \right] \tag{6-9}$$

上面得到的策略梯度计算式中存在期望，由于通常无法直接获得期望值，只能通过足够多次采样来近似获取：

$$\nabla_\theta J(\theta) \approx \frac{1}{N} \sum_{i=1}^{N} \left(\sum_{t=1}^{T} \nabla_\theta \log \pi_\theta (a_{i,t}|s_{i,t}) \right) \left(\sum_{t=1}^{T} r(s_{i,t}, a_{i,t}) \right) \tag{6-10}$$

由式 (6-10) 可知，策略梯度方法是在每一次更新策略梯度时，采样批量大小为 N 的轨迹，由 N 个轨迹组成一个回合 (episode)，才能训练出网络的策略参数 θ。这种更新方式过于稀疏，在许多复杂的现实场景中难以获取大量训练数据且代价昂贵，训练数据不足够时容易出现局部最优解，导致模型训练效果不佳。而基于值的深度强化学习正好弥补了这一缺点。基于值的深度强化学习每运行一次则更新一次参数，这种单步更新的方式效率较高。综合基于值和基于策略梯度的深度强化学习的优势和劣势，研究人员提出 Actor-Critic 学习框架，使得强化学习既可以应用于连续的动作空间，也可以具有较高的学习效率。

Actor-Critic 算法是基于值和基于策略梯度的深度强化学习的结合。其中 Actor 是基于策略梯度，与环境交互使得智能体能够将状态映射到动作概率值组成的向量，Critic 对 Actor 选择的动作进行评估，并将评估结果通过梯度信息反馈给 Actor，使得 Actor 能够实现单步更新参数，两者在与环境交互和参数更新中互相适应。Actor-Critic 算法的原理图如图 6-2 所示。

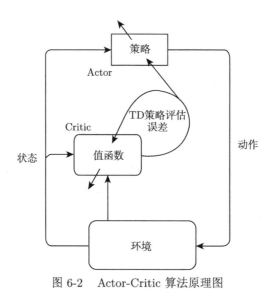

图 6-2　Actor-Critic 算法原理图

对应的 Critic 的参数更新为

$$\theta^{\mathrm{critic}} \leftarrow \theta^{\mathrm{critic}} + \beta\delta\nabla_{\theta^{\mathrm{critic}}} V\left(s_t, \theta^{\mathrm{critic}}\right) \tag{6-11}$$

$$\delta = r_t + \gamma V\left(s_t, \theta^{\mathrm{critic}}\right) - V\left(s_t, \theta^{\mathrm{critic}}\right) \tag{6-12}$$

式中，β 为 Critic 的学习率；δ 为时间差分误差；V 为状态价值。

Actor 的参数更新为

$$\theta^{\mathrm{actor}} \leftarrow \theta^{\mathrm{actor}} + \alpha\delta\nabla_{\theta^{\mathrm{actor}}} \log \pi\left(a_t | s_t, \theta^{\mathrm{actor}}\right) \tag{6-13}$$

式中，α 为 Actor 的学习率。

通过结合基于值和基于策略梯度的深度强化学习，Actor-Critic 算法既能通过单步更新提高基于策略梯度的强化学习的学习效率，也能使基于值的强化学习应用于连续动作空间的任务。

6.2 基于 Actor-Critic 的静脉图像增强网络

本章提出的基于 Actor-Critic 的低曝光静脉图像恢复及增强模型包括 4 个相同结构的卷积神经网络。强化学习采用 Actor-Critic 的网络，其中 2 个神经网络作为策略网络，用于训练选择参数和滤波参数；一个作为评价网络，用于接收由另一个神经网络构成的判别器损失计算得到的奖励值，奖励值用于策略网络获取策略参数，再将得到的策略参数输入滤波函数层，更新滤波参数。滤波函数层由一系列的图像滤波器组成，这些滤波器近似为可微的曲线函数，通过网络实现参数更新。滤波函数层处理得到的输出图像输入判别器模块，直到判别器无法分辨出网络增强后输出的图像和目标图像的真假，模型才达到收敛状态，这时网络可以得到一组最优的滤波参数。提取这组滤波参数处理后的图像细节信息，叠加到滤波处理后的图像上，保留静脉图像的细节信息。整个网络的流程图如图 6-3 所示。

6.2.1 可微图像滤波器

在近红外光照射下，静脉血管中的血红蛋白吸收大量近红外光，以骨骼和脂肪为主要成分的其他生物组织则无法吸收近红外光，从而形成静脉血管灰暗但背景明亮的静脉图像。在外部因素的影响下，除了静脉血管吸收近红外光形成较暗的阴影，周围背景区域也呈现灰暗的状态，使得静脉纹理和背景区域没有明显的区分，静脉图像的分辨度较低。这样的低曝光静脉图像可以通过图像处理的方法进行增强，主要是恢复图像的光照信息，增强静脉图像的对比度。

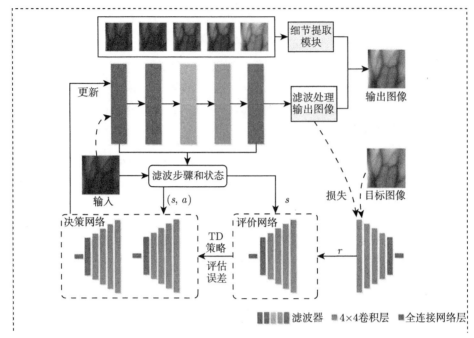

图 6-3　基于 Actor-Critic 的低曝光静脉图像增强模型框架图

　　图像处理中，一些图像编辑操作对低曝光图像的增强有比较好的效果。图像编辑操作主要包括图像曝光、黑白调整、白平衡、饱和度、色调曲线和对比度等。文献 [85] 表明自然图像中的低曝光图像通过图像编辑操作恢复至正常可见的图像，并且通过网络训练的方式将低曝光的图像映射成指定风格的图像。文献 [85] 中的图像编辑操作被近似为可微的图像处理曲线，网络通过训练进行滤波参数的更新，使用 8 个可微滤波函数作为神经网络的层，通过梯度下降法进行更新，经过网络训练就能自动寻找适合当前图像的滤波参数，避免人工选取参数的问题。针对静脉图像拓扑结构明显、静脉图像的颜色和色调比自然图像单一的特点，使用 5 种图像编辑滤波函数增强低曝光静脉图像，分别是饱和度、白平衡、对比度、色调曲线和曝光函数。其中，饱和度、白平衡和对比度的函数较为相似，主要的思想是通过训练寻找合适的参数，设置增强后图像和原始图像之间的线性插值：

$$p_{\text{o}} = (1 - p)\, p_{\text{I}} + pg\,(p_{\text{I}}) \tag{6-14}$$

式中，p_{I} 是输入的原始图像；p_{o} 是处理之后的输出图像；p 表示图像的像素点；$g\,(\cdot)$ 是图像增强函数。

　　对于不同的滤波操作，增强后的图像不同。其中对比度函数为

$$\mathrm{Con}\,(p_{\mathrm{I}}) = \frac{1}{2}\,(1 - \cos\,(\pi\,(\mathrm{Lum}\,(p_{\mathrm{I}})))) \tag{6-15}$$

$$g\,(p_{\mathrm{I}}) = p_{\mathrm{I}} \times \frac{\mathrm{Con}\,(p_{\mathrm{I}})}{\mathrm{Lum}\,(p_{\mathrm{I}})} \tag{6-16}$$

式中，$\mathrm{Con}\,(p_{\mathrm{I}})$ 是对比度增强函数；$\mathrm{Lum}(p_{\mathrm{I}})$ 为照明函数，$\mathrm{Lum}\,(p_{\mathrm{I}}) = 0.27p_{\mathrm{r}} + 0.67p_{\mathrm{g}} + 0.06p_{\mathrm{b}}$，其中 p_{r}、p_{g}、p_{b} 分别是图像像素的 RGB 通道值。

饱和度函数的计算公式为

$$S\,(s,v) = s + (1 - s) \times (0.5 - |0.5 - v|) \times 0.8 \tag{6-17}$$

白平衡函数的计算公式为

$$W\,(p_{\mathrm{I}}) = \mathrm{RGB}\,(\mathrm{Lum}\,(p_{\mathrm{r}}), \mathrm{Lum}\,(p_{\mathrm{g}}), \mathrm{Lum}\,(p_{\mathrm{b}})) \tag{6-18}$$

曝光函数和色调曲线与上述三种通过像素之间的映射关系训练参数的方式不同，曝光函数曲线为

$$p_{\mathrm{o}} = 2^{E} p_{\mathrm{I}} \tag{6-19}$$

式中，E 表示曝光值。

色调曲线函数为

$$f\,(x) = \frac{1}{T_L} \sum_{i=0}^{L-1} \mathrm{clip}\,(L \cdot x - i, 0, 1) t_k \tag{6-20}$$

式中，$x \in [0,1]$ 表示输入的色调值。$f\,(x)$ 为分段函数。函数共有 L 个参数，表示为 $\{t_0, t_1, \cdots, t_{L-1}\}$；参数的和为 $T_k = \sum_{i=0}^{L-1} t_k$；函数的分段点表示为 $k/L, T_k/T_L$。本章所用的滤波函数和模型对图像的滤波过程可视化如图 6-4 所示。

6.2.2 静脉图像增强的 Actor-Critic 网络框架

采用深度强化学习的 Actor-Critic 网络框架结合强化学习中基于值和基于策略梯度的方法，实现单步更新的同时利用策略梯度训练网络寻找最优策略，从而实现低曝光静脉图像重建为正常曝光的静脉图像。在该网络框架中，每一个滤波操作作为强化学习的一种行为，把执行完一组滤波操作后的图像作为强化学习中的一种状态。Actor-Critic 网络框架中的滤波处理轨迹定义为

$$t = (s_0, a_0, s_1, a_1, \cdots, s_N, a_N) \tag{6-21}$$

式中，s 代表滤波处理后的图像状态；a 代表滤波操作；N 是执行滤波动作的次数；s_N 表示第 N 次的滤波状态；a_N 表示第 N 次的滤波动作。

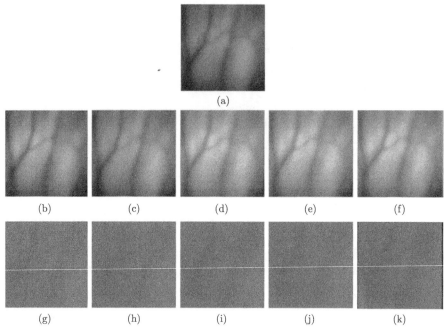

图 6-4　本章模型的滤波过程可视化。(a) 为输入图像；(b)~(f) 为处理过程中图像；(g) 为曝光值 +0.72; (h) 为对比度 +0.18; (i) 为白平衡 +1.00; (j) 为饱和度 +0.03; (k) 为色调曲线滤波

　　在训练过程中，不同滤波处理产生不同的图像状态，该网络框架根据不同的状态返回不同的参数，实现滤波参数的更新。其最终目标是在决策的过程中选择一组能使奖励值最大的滤波处理策略 π，即根据当前图像状态计算奖励值，得到能获得最大奖励值的一组滤波处理。定义 r_k^{γ} 是在经过滤波操作得到状态 s_k 时的奖励值：

$$r_k^{\gamma} = \sum_{k=0}^{N-k} \gamma^k r\left(s_{k+k'}, a_{k+k'}\right) \tag{6-22}$$

式中，$\gamma \in [0,1]$ 是一个折现因子。通过网络评估获取滤波处理策略，定义网络的目标函数为

$$J\left(\pi\right) = \underset{s_0 \sim S_0, t \sim \pi}{E}\left[r_0^{\gamma} | \pi\right] \tag{6-23}$$

式中，s_0 是输入图像；E 是期望值；S_0 是输入的训练数据集。

目标函数描述样本池中所有可能滤波组合的期望值。网络的训练目标是使目标函数 $J(\pi)$ 的值最大，训练时在不同的状态转移中寻找最大的奖励值，使网络收敛，奖励值与静脉图像的质量成正相关，即网络收敛时能得到质量最好的静脉图像。状态和状态-动作对的预期总折现奖励由状态值函数 V 和动作值函数 Q 定义：

$$V^\pi(s) = \mathop{E}_{s_0 \sim S_0, t \sim \pi}\left[r_0^\gamma\right] \tag{6-24}$$

$$Q^\pi(s, a) = \mathop{E}_{s_0 = s, a_0 = a, t \sim \pi}\left[r_0^\gamma\right] \tag{6-25}$$

为了使低曝光图像增强的任务可以用 Actor-Critic 框架实现，将滤波操作过程分为两部分进行，分别是滤波操作的选择 a_1 和滤波参数的更新 a_2，其中 a_1 为离散过程，a_2 为连续过程。模型在训练时，使用两个 Actor 网络，一个用于选择合适的滤波器，另一个用于训练合适的滤波参数。将两部分策略决定表示为 $\pi = (\pi_1, \pi_2)$，其中 π_1 表示滤波器选择 a_1 的策略，π_2 表示滤波参数优化操作 a_2 的策略。滤波选择和滤波参数优化的梯度计算为

$$\nabla_{\theta_1} J(\pi_\theta) = E_{s \sim \rho^\pi, a_1 \sim \pi_1(s), a_2 = \pi_2(s, a_1)}\left[\nabla_{\theta_1} \log \pi_1(a_1|s) Q(s, (a_1, a_2))\right] \tag{6-26}$$

$$\nabla_{\theta_2} J(\pi_\theta) = E_{s \sim \rho^\pi, a_2 = \pi_2(s, a_1)}\left[\nabla_{a_2} Q(s, (a_1, a_2)) \nabla_{\theta_2} \pi_2(s, a_1)\right] \tag{6-27}$$

式中，θ 是 Actor 的参数；θ_1 是训练 π_1 的参数；θ_2 是训练 π_2 的参数；Q 是动作值函数；ρ^π 是状态分布系数，定义为

$$\rho^\pi(s) = \sum_{k=0, t \sim \pi}^{\infty} p(s_k = s)\gamma^k \tag{6-28}$$

Critic 单独使用一个神经网络，参数用 v 表示。对于 Critic 网络，状态-值函数为

$$Q^\pi(s, a) = E_{s_0 \sim s, a_0 = a, t \sim \pi}\left[r(s_0, a_0) + \gamma V^\pi(p(s_0, a_0))\right] \tag{6-29}$$

将式 (6-29) 代入式 (6-17) 作为 π_2 的监督信号用于训练网络。Critic 网络的目标函数为

$$L_v = E_{s \sim \rho^\pi, a \sim \pi(s)}\left[\frac{1}{2}\delta^2\right] \tag{6-30}$$

训练过程中使用 TD 策略评估衡量本算法使用策略的好坏，同时使用 TD 策略评估更新 Critic 网络的参数，TD 策略评估为

$$\delta = r(s, a) + \gamma V(p(s, a)) - V(s) \tag{6-31}$$

式中，V 为状态值函数。

使用生成对抗网络 [145] 对抗思想，构造一个生成对抗网络的判别器，并通过对抗损失函数判断滤波处理后的图像与目标图像之间的差距。通过对抗损失函数更新判别器的参数，滤波处理结果不断接近目标图像。对抗损失函数为滤波处理后图像与目标图像的概率分布——推土机距离 (earth mover's distance, EMD)，其定义来源于 Wasserstein GAN(WGAN)[146]。使用 EMD 距离可以在 GAN 训练过程中保持网络的稳定性，避免训练过程中出现的梯度消失现象。判别器 D 的损失函数定义为

$$L_w = E_{s \in \rho^\pi} \left[D\left(s \right) \right] - E_{s \in \text{targetdataset}} \left[D\left(s \right) \right] \tag{6-32}$$

式中，s 表示图像状态；ρ^π 是状态分布系数。在训练过程中使用判别器的损失计算网络的奖励值，用于判断滤波动作和图像处理的状态为

$$-L_{\text{actor}} = E\left[D\left(s \right) \right] \tag{6-33}$$

式 (6-33) 表明，网络使用判别器的损失值作为奖励的负值来影响 Actor 网络的训练，经 Actor 参数处理的图像结果更接近目标图像。

6.2.3　静脉图像细节增强模块

基于 Actor-Critic 的网络模型使用的滤波处理操作是全局处理低曝光静脉图像，容易产生图像过处理导致静脉细节信息丢失。模型选取一组最优的滤波策略之后，输出中间过程处理的结果，其结果相对于最终处理的图像具有更多的细节信息，因此可以提取中间过程图像的细节信息，对最终的处理结果进行细节增强。图像的细节信息表现为图像像素密度的变化值，这个变化值可以用像素的梯度表示。因此，计算图像的水平方向和竖直方向的梯度值为

$$(\text{Grade}_h, \text{Grade}_v) = (I_{i+1,j} - I_{i,j}, I_{i,j+1} - I_{i,j}) \tag{6-34}$$

式中，Grade_h 和 Grade_v 分别表示水平方向和竖直方向的梯度。

图像的亮度信息一般包含不同的细节信息。在整体亮度较低的图像中，局部较亮的区域含有较多的细节信息；而在整体亮度较高的图像中，局部较暗的区域含有较多的细节信息。为了提取更多的细节信息，设置阈值 θ_1 和 θ_2 决定图像区域的增强程度和图像亮暗区域的划分，如式 (6-35)、式 (6-36) 所示：

$$T_1\left(p \right) = \begin{cases} Y_1\left(p \right) + 1, & Y_1\left(p \right) < \theta_1 \\ \max\left\{ \theta_1 + 1 - 16\left(Y_1\left(p \right) - \theta_1 \right), 0 \right\}, & \text{其他} \end{cases} \tag{6-35}$$

$$T_2\left(p \right) = \begin{cases} 256 - Y_2\left(p \right), & Y_2\left(p \right) > \theta_2 \\ \max\left\{ 256 - Y_2\left(p \right) + 16\left(Y_2\left(p \right) - \theta_2 \right), 0 \right\}, & \text{其他} \end{cases} \tag{6-36}$$

式中，$T_1(p)$ 和 $T_2(p)$ 分别是图像的暗区域和亮区域的梯度权重；$Y_1(p)$ 和 $Y_2(p)$ 分别是图像的暗区域和亮区域的像素亮度值。根据图像中暗区域和亮区域的梯度权重的平均值构建梯度向量场[147]，其中水平方向的重建为

$$V_{\mathrm{h}}(p) = \begin{cases} \dfrac{\sum\limits_{i \in \{1,N\}} T_i(p) T_i(p_r) \mathrm{Grade_h}(p)}{\sum\limits_{i \in \{1,N\}} T_i(p) T_i(p_r)}, & \sum\limits_{i \in \{1,N\}} T_i > 0 \\ 0, & \text{其他} \end{cases} \tag{6-37}$$

式中，i 表示不同滤波器操作后的图像；N 代表输入的图像数量。通过解梯度向量场的二次优化方程，得到图像的细节信息。二次损失函数[148]定义为

$$\min_{L_{\mathrm{d}}} \left\{ \|L_{\mathrm{d}}\|^2 + \mu \left(\left\| \frac{V_{\mathrm{h}} - \partial L_{\mathrm{d}}/\partial_x}{\varphi(V_{\mathrm{h}})} \right\|_2^2 + \left\| \frac{V_{\mathrm{h}} - \partial L_{\mathrm{d}}/\partial_y}{\varphi(V_{\mathrm{h}})} \right\|_2^2 \right) \right\} \tag{6-38}$$

其中，第一项是平滑项，在细节层产生作用，其值接近 0；第二项是保真度项，用于保留更多的细节信息。参数 μ 控制向量场光滑程度，μ 设置为 0.5。L_{d} 为细节项。用 $\varphi(V)$ 表示边缘归一化项[149]，定义为

$$\varphi(V) = \sqrt{|V|^{\gamma} + \varepsilon} \tag{6-39}$$

式中，γ 代表梯度敏感值；ε 是常数。

最后，将提取的细节信息添加到经模型学习的最优滤波策略的静脉图像的最终处理结果。经过细节增强的静脉图像表示为

$$I' = I \times 2^{L_{\mathrm{d}}} \tag{6-40}$$

式中，I 为滤波处理后的静脉图像；I' 为经细节处理后得到的增强图像。

6.3　识别实验与结果分析

6.3.1　模型训练过程

采用自制静脉数据集 (Data-1) 和公开数据集 PUTPalmvein(Data-2) 进行训练。使用合成的低曝光手背静脉数据集和手掌静脉数据集进行训练，为了验证 ACN 算法的有效性，结合之前的研究结果，自制小型的低曝光手背静脉数据集作为实验的测试集。在使用 Data-1 数据集时，使用 2000 张正常曝光的手背静脉图像和 2000 张合成的低曝光手背静脉图像作为训练集；再使用 300 张低曝光的手

背静脉图像作为测试集，验证模型的有效性。使用 Data-2 数据集时，由于此数据集为公开数据集，无法自行采集，故使用数据集的前两个部分共 800 张正常曝光的手掌静脉图像和 800 张合成的低曝光手掌静脉图像作为训练集，第三部分 400 张合成的低曝光手掌静脉图像作为测试集。

实验过程使用统一计算设备架构 (compute unified device architecture, CUDA) 加速技术进行网络训练。Actor-Critic 模型包含 2 个 Actor、1 个 Critic 和 1 个判别器网络，网络结构包含 4 个大小为 4×4、步长为 2×2 的卷积层和 2 个全连接网络层。2 个 Actor 网络选择滤波操作和滤波参数，由于 Actor 网络是基于策略梯度的强化学习网络，故使用策略梯度更新参数，为了加快网络的收敛速度，这两部分网络使用交叉方式同时训练。由于滤波操作的选择是离散过程，偏导数不容易计算，梯度不能反向传播。因此，滤波选择的 Actor 网络的目标函数使用蒙特卡洛策略梯度[144]训练，但所用的滤波器都是可微的，滤波参数的优化可直接使用梯度下降法。各个部分网络的学习率设置不同，其中，Actor 网络的学习率设置为 1.5×10^{-5}，Critic 网络的学习率设置为 5×10^{-5}，判别器网络的学习率设置为 5×10^{-4}。滤波操作选择策略网络 π_1 使用 Softmax 激活函数，滤波参数更新策略网络 π_2 使用 tanh 激活函数。在训练过程中，使用 TD 策略评估衡量 ACN 算法采用策略的好坏，并使用 TD 策略评估更新 Critic 网络的参数。在训练过程中判别器损失值作为奖励的负值来影响 Actor 网络的训练，使经 Actor 网络参数处理的图像结果更接近目标图像。

6.3.2　多个滤波函数实验

Actor-Critic 模型使用多个滤波处理函数对低曝光静脉图像进行图像映射，使其通过饱和度、白平衡、色调曲线、曝光和对比度等函数的处理，增强至正常曝光下的静脉图像。经过滤波处理后，数据集 Data-1 的增强结果如图 6-5 所示，数据集 Data-2 的增强结果如图 6-6 所示，增强结果均为网络选取的一组最优的滤波处理过程。由图 6-5 和图 6-6 可知，由于静脉图像色彩比较单一，所以滤波处理的效果较多集中在对光照及静脉轮廓信息的处理上。对数据集 Data-1 手背静脉图像进行增强后，静脉图像的轮廓信息保留较完整，由低曝光图像到正常曝光的静脉图像中，静脉图像的对比度失真较小。但是，当个体的静脉血管比较细时，使用全局处理的方式容易导致静脉细节信息的丢失。如图 6-6 中第 3 行的静脉图像，处理之后的静脉图像出现虚化的现象，导致静脉图像静脉信息的丢失。对数据集 Data-2 手掌静脉图像增强后，图像的光照成分基本恢复，且图像的对比度明显得到增强。由于数据集 Data-2 正常光照的时候部分存在底色偏红的情况，在对其进行低光照图像处理的时候没有改变其本身的图像构成，故恢复的图像呈现偏红色。总的来说，ACN 算法能够参照正常曝光的图像，实现在光照恢复的同时能够在人眼视觉层面提高图像的对比度，有效增强静脉图像。

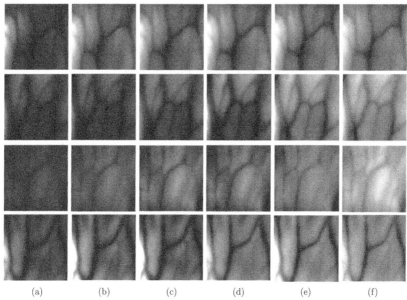

(a) (b) (c) (d) (e) (f)

图 6-5 Data-1 中网络选取的一组最优滤波处理过程图。(a) 是原始图像；(b)~(f) 是滤波处理后的静脉图像

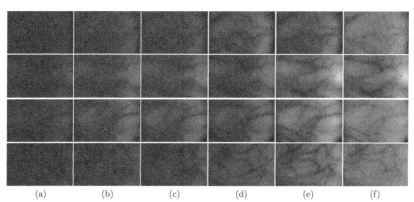

(a) (b) (c) (d) (e) (f)

图 6-6 Data-2 中网络选取的一组最优滤波处理过程图。(a) 是原始图像；(b)~(f) 是滤波处理后的静脉图像

通过计算滤波处理过程中静脉图像的峰值信噪比 (PSNR) 和结构相似性 (SSIM)，观察滤波处理过程中静脉图像的质量提升，实验结果如表 6-1 和表 6-2 所示。选取不同组合的滤波函数处理静脉图像后，静脉图像质量得到不

断提升，实验过程中滤波函数依次增加，如表 6-1、6-2 所示，分别有五组滤波组合，filter1(图像饱和度调整)、filter2(图像饱和度调整、图像对比度调整)、filter3(图像饱和度调整、图像对比度调整、图像色调曲线调整)，filter4(图像饱和度调整、图像对比度调整、图像色调曲线调整、图像曝光调整)、filter5(图像饱和度调整、图像对比度调整、图像色调曲线调整、图像曝光调整、白平衡处理)。叠加 5 个滤波处理后，Data-1 中手背静脉图像的峰值信噪比达到 25.083dB，结构相似性达到 0.823；Data-2 中手掌静脉图像的峰值信噪比达到 26.437dB，结构相似性达到 0.863。上述结果体现了 Actor-Critic 模型学习的滤波处理策略对低曝光静脉图像增强的有效性。

表 6-1　滤波过程中 Data-1 静脉图像的 PSNR 和 SSIM

	filter1	filter2	filter3	filter4	filter5
PSNR/dB	5.563	8.694	12.357	20.370	25.083
SSIM	0.237	0.406	0.593	0.761	0.823

表 6-2　滤波过程中 Data-2 静脉图像的 PSNR 和 SSIM

	filter1	filter2	filter3	filter4	filter5
PSNR/dB	5.563	9.050	13.737	24.323	26.437
SSIM	0.279	0.498	0.560	0.797	0.863

6.3.3　细节增强对比实验

在对低曝光静脉图像的增强过程中，由于使用基于全局图像的滤波函数处理容易导致静脉细节信息的丢失，故在网络选取最优的滤波策略后，再对每一次滤波操作后的静脉图像进行细节提取。在整体亮度较低的图像中，局部较亮的区域包含较多的细节信息；相反，在整体亮度较高的图像中，局部较暗的区域包含较多的细节信息。因此，在滤波过程中提取静脉细节信息能取得较好的效果。通过设置阈值的方式判断像素是暗区域还是亮区域，亮度阈值分别为 θ_1 和 θ_N。经过实验，将亮度阈值 θ_1 和 θ_N 设置为 127 时，细节提取效果最好。由于静脉图像的细节特征主要为静脉拓扑结构的边缘信息和细微血管携带的独特静脉信息，在光滑的背景衬托下，大多细微的血管也是边缘细节信息。静脉细节信息的提取主要是结合静脉图像的光照强度变化，针对不同亮度的静脉图像区域，相应地提取静脉的细节信息。

在光照阈值确定的情况下，影响静脉图像细节信息提取的主要因素是梯度敏感值 γ，改变梯度敏感值 γ，提取细节信息出现较大的差异。改变 γ 时，用 PSNR 和 SSIM 衡量细节增强后的图像质量，在 Data-1 上的实验结果如表 6-3 所示。由表可知，当 $\gamma = 6.8$ 时，经细节增强处理过的静脉图像取得最好的效果，在 Data-2 上实验也能取得较好的细节提取效果，故将 γ 设置为 6.8。将表 6-1 和

表 6-3 对比，虽然对图像再次处理在一定程度上会降低静脉图像的 PSNR 和 SSIM 值，但仍然保持在较高的数值，其中 Data-1 的 PSNR 为 24.095dB，SSIM 为 0.827。同时，当采用 Data-1 的梯度敏感值设置，在 Data-2 上也可以得到较高的数值，其中，PSNR 为 25.863dB，SSIM 为 0.847。当 θ_1 和 θ_N 设置为 127，γ 设置为 6.8 时，将提取到的细节图叠加到滤波处理过的静脉图像上，实验结果如图 6-7 和图 6-8 所示。由图可知，细节增强操作在视觉层面增强了静脉图像的细节

表 6-3　梯度敏感值 γ 对静脉图像 PSNR 和 SSIM 的影响

γ	5.2	5.6	6.0	6.4	6.8	7.2	7.4	7.8	8.2
PSNR/dB	19.487	20.623	22.158	22.467	24.095	22.254	21.698	21.147	20.547
SSIM	0.716	0.751	0.779	0.823	0.827	0.816	0.807	0.804	0.765

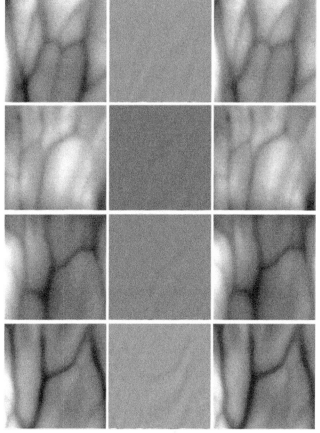

(a) 滤波组增强后静脉图像　(b) 滤波过程中提取到的细节图　(c) 细节增强后的图像

图 6-7　Data-1 中手背静脉细节增强图

信息，经过静脉细节增强后，静脉图像的对比度得到提升，静脉结构的拓扑结构和静脉图像的一些细微的血管信息也得到相应的增强，表明本章提出的静脉细节增强算法 (ACN 算法) 的有效性。

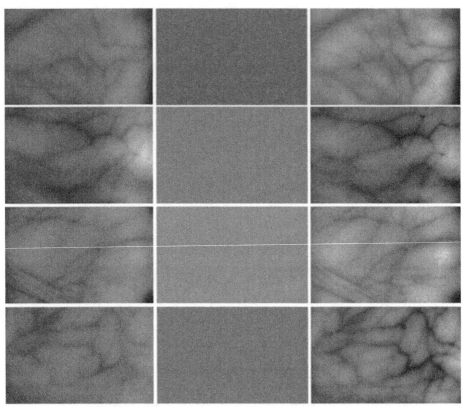

　　(a) 滤波组增强后静脉图像　　　(b) 滤波过程中提取到的细节图　　　(c) 细节增强后的图像

图 6-8　　Data-2 中手掌静脉细节增强图

6.3.4　ACN 算法与其他模型的对比实验

　　为了体现本章提出的 ACN 算法对低曝光静脉图像增强的有效性，选取图像转换和低曝光图像增强中的相关算法 LIME[150]、CycleGAN[134]、Pix2pix[115]、DIE[151] 作为对比实验模型进行实验。上述相关算法与本章提出的 ACN 算法进行比较，实验结果如图 6-9 和图 6-10 所示。为了避免视觉偏差带来的误差，计算图像的 PSNR 和 SSIM 进行定量分析，结果如表 6-4 所示。

　　由图 6-9 可知，在 Data-1 数据集中，CycleGAN 算法处理得到的静脉图像亮度恢复效果较好，但是静脉图像的对比度明显降低，静脉边缘存在模糊现象，细节信息丢失较严重；Pix2pix 算法增强的静脉图像光照信息恢复效果较其他算法明显较差，静脉图像背景区域较暗导致对比度不高，图像整体效果偏暗。LIME 算法能较好地恢复图像的光照信息，在对比度恢复方面也取得较好的效果，但是与本章提出的算法 (ACN 算法) 对比，计算得到的 PSNR 和 SSIM 较差。DIE 算法不仅能校正低曝光的图像，也能修复过度曝光的图像。由于本章主要针对低曝光的静脉图像增强，故在实验中将 DIE 算法曝光纠正值改为 0.8。

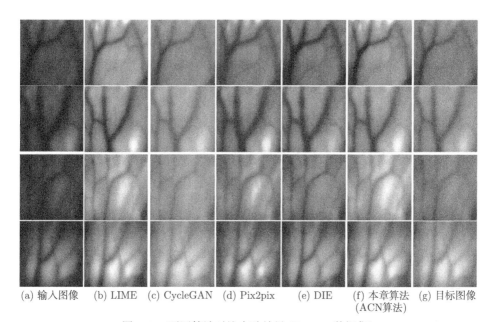

(a) 输入图像　(b) LIME　(c) CycleGAN　(d) Pix2pix　(e) DIE　(f) 本章算法　(g) 目标图像
　　　　　　　　　　　　　　　　　　　　　　　　　　　　　　　　(ACN算法)

图 6-9　不同算法对比实验结果 (Data-1 数据集)

表 6-4　不同算法的 PSNR 和 SSIM 对比结果

算法	Data-1		Data-2	
	PSNR/dB	SSIM	PSNR/dB	SSIM
LIME	23.631	0.811	20.279	0.731
CycleGAN	20.047	0.836	25.280	0.867
Pix2pix	19.562	0.742	23.462	0.834
DIE	19.013	0.795	19.638	0.811
ACN	24.095	0.827	25.863	0.847

　　由 Data-1 上的实验结果可知，尽管得到的手背静脉图像亮度值不高，但是继续增大曝光纠正值得到的图像失真较为严重，故没有取较大的曝光纠正值。如图 6-10 所示，在 Data-2 上的实验结果表明，虽然其他对比算法对图像光照信息的恢复具有一定效果，但不能对手掌静脉图像的细节信息进行增强。ACN 算

法采用训练方式使用多个滤波器恢复静脉图像，并在选取最优的一组滤波策略后，分别提取处理过程中静脉图像的细节信息，对图像进行细节增强，避免了参数设置的繁琐和全局滤波导致的细节丢失的问题，使低曝光的静脉图像得到恢复和增强。综上所述，本章提出的算法 (ACN 算法) 在视觉效果和定量指标上都优于其他算法。

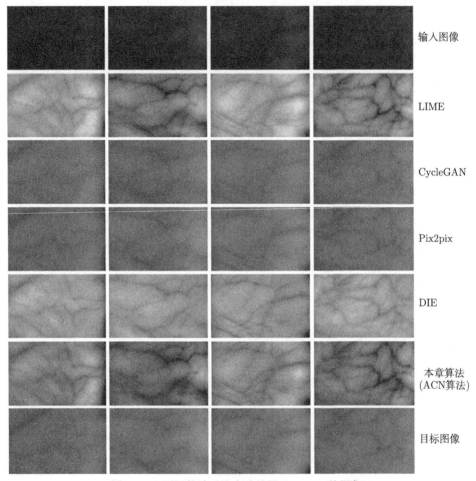

输入图像

LIME

CycleGAN

Pix2pix

DIE

本章算法
(ACN算法)

目标图像

图 6-10　　不同算法对比实验结果 (Data-2 数据集)

6.3.5　静脉图像识别率对比实验

为了验证低曝光图像增强有助于提高静脉识别系统的准确率，将未经过增强的低曝光静脉图像和增强后的静脉图像进行静脉识别对比实验。由于实际采集的低曝光静脉图像规模较小，不利于训练静脉识别模型，而且在实际的应用场所中，静脉采集装置采集得到的静脉图像大多是正常曝光的图像，只是某些因素可能导致采集过程中偶然出现背景灰暗的低对比度静脉图像。因此，使用正常曝光的静脉图像训练经典的图像识别网络 VGG16，然后将未经过增强的低曝光静脉图像和增强后的静脉图像作为网络的测试集，得到图像增强对静脉识别率的影响，Rank-One 识别结果如表 6-5 所示。由实验可知，在 Data-1 数据集中，增强后的静脉图像识别率提高 61.103%，Data-2 中的识别率提高 60.420%，验证低曝光图像增强对静脉系统验证效果提升的有效性。

表 6-5　Rank-One 识别结果

数据集	正常曝光静脉图像	低曝光静脉图像	低曝光静脉增强后图像
Data-1	89.261%	26.517%	87.620%
Data-2	87.513%	26.047%	86.467%

6.4　本 章 小 结

本章提出一种基于 Actor-Critic 的低曝光静脉图像增强算法 (ACN 算法)，用于解决低曝光静脉图像拓扑结构不明显的问题。该算法结合图像处理和策略强化学习中的 Actor-Critic 框架，使用网络训练的方式自动选择多个滤波函数对低曝光的手部静脉图像进行光照信息恢复和对比度增强，得到一个最优的滤波处理过程。为了改善全局滤波处理容易导致图像细节信息丢失的问题，在最优图像滤波处理结果的基础上，通过划分图像亮暗区域设置像素梯度值权重的方法提取静脉细节信息，使得到的静脉图像细节信息优势互补，实现对静脉图像的细节增强。经实验验证，本章提出的图像增强网络可以有效对低曝光静脉图像进行逐步增强，图像的视觉效果和定量指标 PSNR 和 SSIM 均得到提高；经细节提取模块处理后，静脉图像的对比度得到进一步提升，静脉结构的拓扑结构和静脉图像的一些细微的血管信息也得到增强。将本章算法 (ACN 算法) 和 LIME、CycleGAN、Pix2pix、DIE 等算法对比，实验结果表明，ACN 算法在视觉效果和定量指标上均优于其他算法。最后，使用经典的图像识别网络对图像识别率进行对比实验，增强后静脉识别率有显著的提升。

第 7 章　基于多尺度特征融合的低曝光
静脉图像增强

　　为了解决低曝光静脉图像背景灰暗、图像对比度低、静脉的纹理不清晰和静脉细节信息丢失的问题,本章从神经网络内部处理机制出发,使用多尺度特征融合和通道注意力机制提取低曝光静脉图像的特征,再结合残差网络中的跳跃连接结构搭建静脉多尺度融合残差块,使用多个静脉多尺度融合残差块堆叠成低曝光静脉图像增强模型。具体地,残差块使用并行结构的多尺度特征融合方法,融合了三个分支不同尺度的特征图信息,并通过特征连接方式使不同分支的高低层特征互相连通,促进网络挖掘更多图像信息,从而加快网络的拟合速度;在多尺度特征融合分支后使用通道注意力机制学习网络中不同特征通道之间的依赖关系,提升有效特征在网络中发挥的作用,并抑制对当前任务用处不大的特征,从而提升特征利用率;每个静脉多尺度融合残差块使用残差结构进行构建,模块堆叠成网络模型时避免因层数太多导致梯度消失的问题。使用静脉多尺度融合残差块搭建低曝光静脉图像增强模型,在每一个残差块中融合高低维的特征图,使网络拥有更好的拟合能力,从而实现低曝光图像增强效果。

7.1　多尺度特征融合和通道注意力机制

　　神经网络内部虽然存在大量的特征信息,但是对不同的空间特征和不同通道的特征却没有筛选能力,不能充分地利用提取到的特征。其主要原因包含两方面。一方面,网络中高低卷积层运算得到的特征具有不同的特点,具体表现为:低层特征包含更多语义性较低的位置、细节信息;高层特征具有更强的语义信息,但对细节的感知能力较差。如果有效利用网络的高、低层特征,就能对图像布局有更深入了解,在很大程度上提高特征提取的性能。因此,考虑不同尺度之间的特征融合,可以充分利用特征间的层次结构,从而生成包含丰富的、不同比例图层信息的图像,将低曝光的静脉图像恢复成正常曝光的静脉图像。另一方面,不同特征对于静脉图像的增强贡献不同,通过增大有效特征的作用并且抑制冗余特征,从而提高特征利用率。因此,引入通道注意力机制——压缩和提取 (SE) 模块 [152] 学习网络中不同特征通道之间的依赖关系,计算特征对于图像增强任务的重要程度,利用这个描述重要程度的特征通道权重,提升有效特征在网络中发挥的作用,并抑制网络的冗余特征，进而提高模型的性能。

7.1.1 多尺度特征融合

深度学习的多尺度特征融合模型的构建主要是基于不同大小卷积核感受野 (receptive field)。感受野定义为卷积神经网络特征图上的像素点在输入图像上映射的区域大小。卷积神经网络的核心是卷积运算层，卷积层的运算主要是在局部感受野的思想基础上将空间信息和特征维度上的信息进行聚合。在卷积神经网络中，网络根据特定任务的损失函数，通过逐层抽象的方式提取目标任务中需要的特征信息。如果感受野太小，则卷积层输出的特征只能观察到局部的特征；如果感受野太大，网络可能会获取到过多无效的信息。在低曝光静脉图像的恢复过程中，一些微小静脉的特征信息因网络深度逐渐增多导致的高感受野太大而被忽略，感受野太小会导致网络无法获取全局的静脉图像拓扑信息，因此使用多尺度特征融合网络恢复低曝光静脉图像可以在恢复全局静脉结构纹理信息的同时，保证细小静脉结构信息的完整性。

多尺度特征融合网络结构包括并行的多分支网络结构和串行的跳跃连接结构，这两种特征融合网络都是在不同的感受野下进行特征提取，然后对特征进行融合。在并行的多分支网络结构中，比较经典的网络结构有 Inception 网络[65]中的 Inception 模块。Inception 模块通过控制卷积核的大小控制特征的尺寸，模块包含 4 个并行的分支结构，使用 4 个通道的不同大小的卷积核和池化操作对特征进行运算，再将 4 个通道的特征组合，实现多尺度特征融合，该模块框架如图 7-1 所示。在并行的多尺度融合网络框架中使用不同大小的卷积核和池化操作的方式控制感受野的大小。相对于带孔卷积和卷积核，使用不同大小的池化操作控制感受野的方法计算代价更低[153]。并行的多尺度融合网络在同一层级获

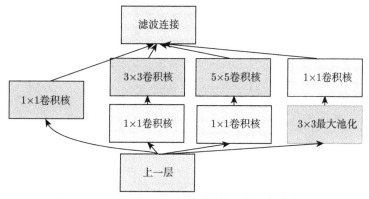

图 7-1　Inception 模块框架 (图片来源：文献 [65])

取不同感受野的特征，经过特征融合后传递到网络的更高层进行训练，更加灵活地平衡计算量和模型能力。在串行的跳跃连接结构中，使用跳跃连接实现特征组合，如较为经典的 U-Net 网络[107]。在串行多分支结构中，将不同抽象层级的特征进行融合使图像的细节信息向后传递，使网络在学习过程中保留更多的图像信息，从而在边界敏感的图像增强和恢复任务中取得较好的效果。

7.1.2　通道注意力机制

由于卷积层的输出没有考虑对各通道的依赖性，因此，如果让网络选择具有信息量大的特征，网络可以充分利用这些特征，并且抑制冗余特征的影响，增强网络表示能力的同时降低网络的计算量。在此思想下，压缩和激励 (squeeze-and-excitation, SE) 单元[152] 被提出。SE 单元是一种常用的通道注意力单元，通过对通道间的依赖关系建模，达到自适应调整各通道的特征响应值的效果，这样网络就可以通过全局信息选择加强包含有用信息的特征并且抑制无效特征的通道。其他深度神经网络中添加 SE 单元可以仅增加很小的计算消耗，就能极大地提高网络的性能。

SE 单元的基本结构见图 7-2。其中 $\boldsymbol{F}_{tr}$ 表示图像 $x \in R^{H'\times W'\times C'}$ 到特征 $\boldsymbol{U} \in R^{H\times W\times C}$ 之间的变换函数。使用 $\boldsymbol{V} = [v_1, v_2, \cdots, v_c]$ 表示卷积核的参数，其中 v_c 表示第 c 个卷积核的参数。将输出 $\boldsymbol{U}$ 表示为 $\boldsymbol{U} = [u_1, u_2, \cdots, u_c]$，$u_c$ 表示为

$$u_c = \boldsymbol{v}_c * \boldsymbol{X} = \sum_{s=1}^{C'} v_c^s * x^s \tag{7-1}$$

式中，$*$ 表示卷积操作；$\boldsymbol{v}_c = \left[v_c^1, v_c^2, \cdots, v_c^{C'}\right]$；$\boldsymbol{X} = \left[x_c^1, x_c^2, \cdots, x_c^{C'}\right]$；$u_c = R^{H\times W}$；$v_c^s$ 表示单通道 v_c 中一个二维卷积核。

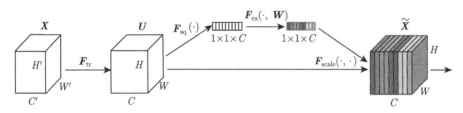

图 7-2　SE 单元的基本结构 (图片来源：文献 [152])

为了简化计算，卷积运算中的偏差项被省略。卷积的运算输出是通过所有通道的求和产生的，因此，$\boldsymbol{v}_c$ 中隐式包含不同通道间的相关性，并且这种相关性与卷积核捕获的局部空间有关。这说明，卷积运算的特征通道之间的相关性具有隐

式和局部特点。但是，为了提高网络对有效特征的敏感性，这些有效的特征可以被后续的特征提取利用，卷积核之间的特征相关性要被显式地表示。SE 的具体操作包括两步，分别为压缩 (squeeze) 和激励 (excitation)。

步骤 1. 压缩操作通过全局平均池化将各通道的全局特征空间特征压缩为该通道的表示，形成一个通道描述符作为各通道的统计量。压缩操作的计算：

$$z_c = F_{sq}(u_c) = \frac{1}{W \times H} \sum_{i=1}^{W} \sum_{j=1}^{H} u_c(i,j) \tag{7-2}$$

式中，z_c 是通道 c 的特征统计量，其通过压缩大小为 $W \times H$ 的特征图 $\boldsymbol{U}$ 得到。

步骤 2. 激励操作是利用压缩操作中的汇总信息，完全捕获通道之间的相关性，这使得函数可以学习通道之间的非线性相互作用；并且为了满足网络同时强调多个特征通道的作用，函数还必须具备学习非互斥关系的能力。因此，在这步操作中，SE 单元采用 S 形激活的简单门控机制：

$$s = \boldsymbol{F}_{\text{ex}}(z, W) = \sigma(g(z, W)) = \sigma(W_2 \delta(W_1 z)) \tag{7-3}$$

式中，δ 表示 ReLU 函数；$W_1 \in R^{\frac{C}{r} \times C}$；$W_2 \in R^{C \times \frac{C}{r}}$。

为了限制模型复杂度并增强泛化能力，使用瓶颈 (bottleneck) 形式的两个全连接网络层对门限机制进行参数化。最终的通道权重值：

$$\widetilde{x}_c = \boldsymbol{F}_{\text{scale}}(u_c, s_c) = s_c u_c \tag{7-4}$$

式中，$\widetilde{x}_c$ 表示通道的权重值；$\boldsymbol{F}_{\text{scale}}(u_c, s_c)$ 表示 s_c 和 u_c 在通道层面的乘法运算。

7.2　残差单元介绍

在一定的卷积层数内，卷积神经网络的性能随着网络层数的增大而提升，但研究表明，深度卷积神经网络的非线性拟合能力并没有随着网络深度的增加得到提升，反而会使深度学习系统很难被优化 [65]。一些研究已证明，直接通过堆叠的方式增加网络的深度，当网络达到饱和状态后，会出现网络退化的现象。这种现象表明在浅层网络的基础上通过堆叠的方式拟合恒等映射是很困难的。但是在网络出现饱和后，通过在网络后面加上恒等映射层，网络的深度增加可以使模型拥有更强的表现能力，并且系统的误差不会随网络深度的增加而增加。残差网络 [154] 在很大程度上避免随着网络层数的增加而产生的梯度消失或梯度爆炸的问题，这让训练极深的网络成为可能 [155]。

假设原始神经网络的一个残差单元要学习的目标映射为 $H(x)$，这个目标映射可能很难学习。因此，残差神经网络让残差单元不直接学习目标映射，而是学

习一个残差函数

$$F(x) = H(x) - x \tag{7-5}$$

这样原始的映射 $H(x)$ 转变为

$$H(x) = F(x) + x \tag{7-6}$$

原始残差单元可以看作是由两部分构成，线性的直接映射 $x \to H(x)$ 和非线性映射 $F(x)$。特别地，如果 $x \to H(x)$ 是最优的学习策略，那么相当于把非线性映射 $F(x)$ 的权重参数设置为 0。恒等映射使得非线性映射 $F(x)$ 学习线性的 $x \to H(x) - F(x)$ 映射变得容易很多。图 7-3 给出原始残差单元的示意图，令残差单元的输入为 x_l，那么下一层的输出为

$$x_{l+1} = f(x_l + F(x_l, W_l)) \tag{7-7}$$

式中，$F(x_l, W_l)$ 是残差函数；W_l 是该残差函数对应的权重参数；$f(*)$ 是非线性激活函数 ReLU。x_l 和 $F(x_l, W_l)$ 的维度必须相同。如果不相同，例如，当改变输入/输出的通道，可以通过跳跃连接执行一个线性映射 W_S 来匹配两者的维度：

$$x_{l+1} = f(W_S x_l + F(x_l, W_l)) \tag{7-8}$$

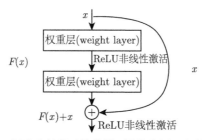

图 7-3　标准残差单元结构图 (图片来源：文献 [154])

残差函数 $F(x)$ 的形式不是固定的，除了标准的单元结构中堆叠的两层卷积层外，还可以堆叠多层卷积层。同时，通过改变批量归一化 (batch normalization) 和激活函数的位置更改网络的结构，以适应不同任务场景的要求。

7.3　静脉图像多尺度特征融合模型构建

本章基于多尺度特征融合以及注意力机制压缩和激励模块的思想，结合残差网络的结构，设计一种静脉多尺度融合残差块 (vein multi-scale fusion residual block, VMFR)。为充分利用卷积神经网络提取到的卷积特征，促进网络挖掘更多图像信息，增强静脉图像中的结构信息，多尺度融合模块包含 3 个多尺度分支，多尺度分支由全局平均池化操作和卷积层组成，其中不同的分支通过不同大小的全局平均池化操作获得不同大小的特征尺度，不同分支之间通过跳跃连接完成多尺度特征融合的操作。同时，引入 SE 单元可以在降低模型的计算量的同时提高低曝光静脉增强模型的特征利用率。VMFR 输入和输出都为特征图，在构建静脉多尺度特征融合网络 (vein multi-scale feature fusion network, VMFFN) 时，将残差块近似于神经网络层使用。相对于常见的卷积层，多尺度特征融合网络融合了不同卷积层的特征图信息，从而加快网络的拟合速度。根据实际图像处理任务，决定使用 n 个静脉多尺度融合残差块构成低曝光静脉图像增强模型。静脉图像多尺度特征融合网络如图 7-4 所示。

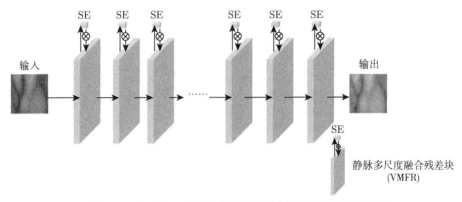

图 7-4　基于多尺度特征融合的低曝光静脉图像增强模型图

7.3.1　静脉多尺度融合残差块设计

多尺度学习已广泛应用于视觉问题[156]。利用多尺度特征的内部相关性对图像布局有更深入了解，在很大程度上提高特征提取性能[157]。在神经网络学习过程中，由于感受野的不同，不同深度的卷积层学习到的特征存在较大差异，一般来说，低层的卷积特征图包含低级语义信息，而高层的卷积特征一般拟合高级的语义特征。在并行多分支的特征融合网络中，使用池化操作控制感受野的大小，可以使同一层级的运算学习到不同尺度的特征，将不同尺度的特征进行有效融合，从而提高网络的特征提取能力。

本章提出的静脉多尺度融合残差块结构如图 7-5 所示，残差块包含 2 个多尺度特征融合模块用于获取不同尺度的特征。多尺度特征融合模块的结构与文献 [157] 类似，不同之处在于本节使用的卷积核的数量和卷积层数。网络的结构为：第一个多尺度特征融合模块后面连接批量归一化层 BN 和非线性激活层 ReLU，第二个多尺度特征融合模块后面连接批量归一化层 BN 和通道注意力机制 SE 单元；第一个多尺度特征融合模块的输入直接连接到第二个多尺度特征融合模块后，形成残差结构。多尺度特征融合模块有 3 个并行分支，每个分支通过不同大小的局部最大池化操作将输入的图像或者图像特征处理到不同尺度大小，然后在各个分支进行大小为 3×3 的卷积层运算，其中，每个分支的卷积层层数为 8，每个卷积层之后接一个非线性激活层 ReLU 用于提取静脉图像特征。不同的分支之间通过特征连接的方式进行特征融合，使不同尺度分支之间特征的内部相关性也得到探索和利用。在每个多尺度特征融合模块之后使用批量归一化层 BN 对训练图像的分布归一化，加速网络学习。

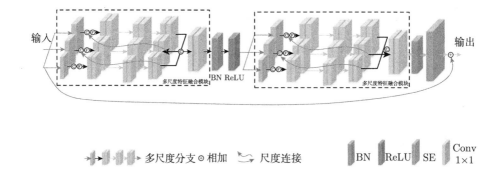

图 7-5　静脉多尺度融合残差块结构图

多尺度特征融合模块的具体的数学表示如下文所述。首先，使用局部最大池化的方法获取不同尺度的特征提取网络分支，如式 (7-9) 所示：

$$P_{1/K} = P_k(x), \quad k = 1, 2, \cdots, 2^{K-1} \tag{7-9}$$

式中，x 是输入的静脉特征；K 是使用的最大尺度；$P_k(\cdot)$ 是局部最大池化的函数；函数中卷积核大小为 $k \times k$，步长为 k；$P_{1/K}$ 为输出的 $1/K$ 尺度的静脉特征。

再对 3 个不同尺度的静脉图像进行 3×3 卷积操作提取特征之后，得到不同大小的静脉多尺度特征，再将不同尺度分支之间的不同深度的静脉特征进行连接：

$$\widetilde{p}_{1/k} = F\left(C\left[\widetilde{p}_{1/2 \times k}, u_k\left(Y_{1/k}\right)\right]\right) \tag{7-10}$$

式中，$\widetilde{p}_{1/k}$ 为 $p_{1/k}$ 在 $k = 1$ 时对应的值；$Y_{1/k} = H_n\left(\widetilde{p}_{1/k}\right)$，$H_n(\cdot)$ 是使用 3×3 卷积操作之后的 n 组非线性激活函数；$u_k(\cdot)$ 表示具有 $k \times$ 因子的上采样操作函数；$F(\cdot)$ 表示特征通道层面的融合函数。

然后，将不同尺度分支的特征进行级联操作实现特征融合，如式 (7-11) 所示：

$$Z = F\left(C\left[Y_1, \cdots, u_{2^{K-1}}\left(Y_{1/2^{K-1}}\right)\right]\right) + x \tag{7-11}$$

式中，Z 是多尺度融合连接后的卷积块输出。

由于每个多尺度特征融合模块中包含 8 个大小为 3×3 的卷积核，每个卷积层后接一个非线性 ReLU 激活层，静脉多尺度融合残差块中包含两个多尺度特征融合模块，因此采用多个静脉多尺度融合残差块搭建的低曝光静脉多尺度特征融合模型网络时，网络模型总层数较多。研究表明，在深度学习中，网络层数增加到一定程度之后，模型一般会产生计算量庞大、容易出现过拟合和梯度爆炸/梯度消失等网络退化问题。网络退化即表明处在浅层的卷积层比处在深层的卷积层能得到更好的表征效果，这时如果把浅层的特征传输到高层网络进一步训练，可以解决网络退化问题。残差模块即使用这种高低层图像特征直接映射的思想，残差块包括直接映射部分和残差部分，解决网络层数太多带来的问题。因此，经过两个多尺度融合模块之后，将输入的低曝光静脉图像与静脉多尺度融合残差块中提取到的特征进行跳跃连接构成残差网络结构：

$$Z' = \mathrm{Res}\,(Z) \tag{7-12}$$

式中，Z' 为经过跳跃连接得到的静脉特征；$\mathrm{Res}\,(\cdot)$ 为残差网络结构。

实验表明，空间上下文信息可以有效促使低曝光的静脉图像恢复成正常曝光的静脉图像，但是同一层中的不同特征通道是独立的，并且不同卷积层之间的操作几乎没有相关性，使用多尺度卷积块可以有效提高卷积层之间的相关性。与常见的残差块不同，本节将 SE 单元操作融合到网络中的残差块中，由于 SE 单元可以对不同特征通道之间的相关性进行建模，因此通过给具有更多上下文信息的特征通道赋予更大的权重，增大其在训练过程中发挥的作用。在训练过程中，网络会自动学习不同的权重信息，提高网络的训练效率。在构造静脉多尺度融合残差网络时，不同的残差块之间使用注意力机制 SE 单元连接。因此，总的静脉多尺度融合残差块的输出为

$$\mathrm{VMFR} = \mathrm{SE}\,(Z') \tag{7-13}$$

式中，VMFR 是静脉多尺度融合残差块的输出；$SE\,(\cdot)$ 表示 SE 单元操作。在实际使用时，采用局部平均池化层处理多尺度特征融合模块输出的特征，然后使用全连接网络层和激活函数 sigmoid 计算通道特征权重，最后将通道权重与对应的通道特征图相乘以完成对通道特征重要性的衡量。整个静脉多尺度融合残差块的主要作用是学习一个函数，该函数可以将低曝光的静脉图像映射到正常曝光下的静脉图像。

7.3.2　多尺度融合模型的损失函数

如图 7-1 所示，静脉图像多尺度特征融合模型由静脉多尺度融合残差块首尾连接搭建而成，该模型可以将低曝光静脉图像进行端到端的重建和恢复。由于每一个静脉多尺度融合残差块都是独立的模块，模块的输入和输出维度大小相同，该模型可以根据不同的任务选择不同数量的残差块，从而使模型达到更好效果。由静脉多尺度融合残差块搭建的多尺度特征融合模型的损失函数为

$$\mathrm{Loss}_r = \sum_{i \in N(D)} \left\| f\left(O_i\right) - \widehat{R}_i \right\|^2 \tag{7-14}$$

式中，$f\left(\cdot\right)$ 是网络学习到的函数；O_i 是低曝光静脉图像；$\widehat{R}_i$ 是正常曝光下的静脉图像，即数据集中的目标图像；i 表示数据集中的第 i 张图像；$N\left(D\right)$ 表示数据集中包含的图像张数。

7.4　识别实验与结果分析

7.4.1　模型训练过程

本章的实验在多尺度融合模块中使用 ReLU 激活函数。使用多尺度融合模块搭建静脉多尺度融合残差块，两个多尺度模块之间使用 ReLU 激活函数连接，在通道注意力机制 SE 模块中使用激活函数 sigmoid，而残差块最后使用 tanh 激活函数得到每一个残差块的训练结果。实验过程中网络的学习率设置为 5×10^{-5}，由于实验设备的限制，将采样数设置为 2，训练迭代 300 次得到实验结果。

7.4.2　静脉多尺度融合残差块数量实验

本章提出的静脉多尺度融合残差块用于搭建多尺度融合的低曝光静脉图像增强网络。在搭建网络时，使用不同数量的静脉多尺度融合残差块能取得不同的实验结果。由于静脉多尺度融合残差块由两个多尺度融合模块组成，不同数量的残差块对于网络超参数量以及训练时间有较大的影响，因此，在评价残差块数量对于网络的性能影响时，需综合考虑计算量和网络的训练时间。静脉图像具有稀疏特性，静脉的拓扑结构相对于自然图像较为简单，因此将网络的静脉多尺度融合残差块 (VMFR) 的初始数设置为 3，后续的实验是在其他设置不变的情况下，逐个增加 VMFR 模块进行，增加的个数达到 13。表 7-1 和表 7-2 展示 VMFR 数为 4~11 个的实验结果。实验结果表示 Data-1 的 VMFR 数达到 9 时，网络获取的训练效果较好；Data-2 的 VMFR 数达到 10 时，图像的定量分析取得最好的实验结果。故在后续的实验中，将 Data-1 的 VMFR 数设置为 9，Data-2 的 VMFR 数设置为 10 个。

表 7-1　不同数量 VMFR 增强 Data-1 低曝光静脉图像的定量实验

VMFR 数	4	5	6	7	8	9	10	11
PSNR/dB	26.899	27.797	27.841	27.910	28.657	28.931	28.303	28.201
SSIM	0.667	0.707	0.734	0.751	0.799	0.837	0.825	0.816

表 7-2　不同数量 VMFR 增强 Data-2 低曝光静脉图像的定量实验

VMFR 数	4	5	6	7	8	9	10	11
PSNR/dB	25.900	26.841	26.797	27.303	27.601	27.612	28.012	27.012
SSIM	0.667	0.703	0.754	0.782	0.8204	0.855	0.873	0.853

结合 Data-1 和 Data-2 的图像特点分析，Data-1 为手背静脉图像，相对于 Data-2 的掌纹和掌静脉数据集而言，手背静脉包含较粗的静脉血管，图像拓扑结构相对简单，包含较少的细小的静脉，这可能是 Data-1 使用较少的 VMFR 数的原因。但是由于 Data-1 使用实际拍摄的低曝光静脉图像作为测试集，而 Data-2 使用合成的低曝光静脉图像，故相对而言 Data-2 能取得更好的实验效果，Data-1 和 Data-2 的 PSNR 以及 SSIM 定量指标折线图如图 7-6 所示。实验表明，实验效果并没有随着 VMFR 数的上升而提升，相反 VMFR 数到达一定的数值后，实验效果有下降的趋势，对图像恢复效果而言，其恢复的失真度也有所下降，这表明实验对于不同的数据集设置的 VMFR 数的合理性。

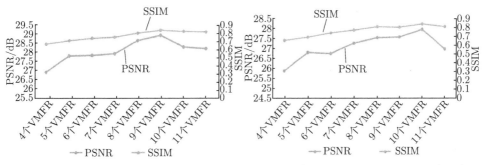

(a) VMFR数对Data-1实验PSNR和SSIM的影响　　(b) VMFR数对Data-2实验PSNR和SSIM的影响

图 7-6　Data-1、Data-2 的 PSNR 和 SSIM 定量指标折线图

7.4.3　通道注意力机制 SE 模块对比实验

通道注意力机制 SE 模块根据网络提取特征的有效性判断不同特征通道的重要性，放大有效特征的作用并且降低冗余特征的影响，在降低网络计算量的同时使网络取得更好的性能。通过对比网络使用和不使用 SE 模块的实验结果，体现 SE 模块在网络中发挥的作用。实验结果如表 7-3 所示。由实验结果可知，在两

个实验数据集上，SE 模块均使实验结果有了一定的提升。其中，在 Data-1 数据集上，使用 SE 模块相对于不使用 SE 模块，模型的 PSNR 提高 1.876dB，SSIM 提高 0.023。在 Data-2 数据集上，使用 SE 模块相对于不使用 SE 模块，模型的 PSNR 提高 0.549dB，SSIM 提高 0.010。可见，SE 模块对于提高模型性能的有效性。在分别比较 SE 模块对 Data-1 和 Data-2 的影响时，发现模块对于 Data-1 的增量较 Data-2 大，其中 PSNR 提高 1.327dB，SSIM 提高 0.013。由实验数据集分析，这可能是因为使用 Data-1 做实验时，实验训练集使用合成的低曝光手背静脉数据集，而测试集使用实际采集的低曝光手背静脉图像，使用 Data-2 时，训练集和测试集使用的都是合成的低曝光掌静脉数据集。数据集中，较粗的静脉血管包含更多的有效特征，Data-1 的手背静脉图像包含较多的粗静脉图像，而手掌和掌纹数据集包含的大多是较细的静脉图像，故在神经网络提取特征时，Data-1 的有效特征较 Data-2 的有效特征集中，使得 SE 模块可以更加有效地计算出对低曝光静脉图像恢复的有效特征，并且通过放大这些有效特征的作用达到更好的增强效果。总的而言，SE 模块通过计算通道权重增大对低曝光静脉图像增强有作用的特征通道，并且抑制对其无用的特征通道，能有效提高基于多尺度融合模块的低曝光静脉图像增强网络的性能。

表 7-3　注意力机制 SE 模块对实验结果的影响

	Data-1 PSNR/dB	Data-1 SSIM	Data-2 PSNR/dB	Data-2 SSIM
SE 模块	28.932	0.837	28.012	0.873
无 SE 模块	27.056	0.814	27.463	0.863

7.4.4　与其他模型的对比实验

选取图像转换和低曝光图像增强中的相关算法 LIME[150]、CycleGAN[134]、Pix2pix[115]、DIE[151] 以及第 6 章提出的 ACN 算法作为对比算法进行相关实验，实验结果如图 7-7 和图 7-8 所示。为了避免视觉偏差带来的误差，计算图像的 PSNR 和 SSIM 进行定量分析，结果如表 7-4 所示。在 Data-1 实验数据集上的实验结果表明，LIME 算法和 ACN 算法低曝光静脉图像的增强，其效果在视觉层面上较为相似，增强后的静脉图像具有较明亮的背景，图像的对比度得到提高。由图 7-7 可知，在 Data-1 数据集中，静脉图像中一些原本较亮的区域出现过处理的情况，局部的背景出现大片亮区，而在一些较暗的区域，增强效果不理想，仍然存在灰暗区域，容易产生伪静脉。在 Data-2 数据集中，手掌静脉血管的周围出现阴影，且由于 Data-2 数据集中部分图像呈现紫红色，导致图像的色彩存在一定程度的偏差，与目标图像相差较远。Pix2pix 算法和 DIE 算法虽然能在一定程度上恢复图像的光照信息，但是静脉图像整体偏暗，静脉拓扑结构也存在一定的失真现象。由于静脉的拓扑结构为图像中颜色较深的部分，光照信息恢复不充分导致经过这两个算法增强的低曝光静脉图像的静脉血管相对于目标数据集中的图像出现膨胀现象，具体体现在较粗的静脉血管恢复边界不明显，并且在视觉上出现变粗的现象。基于多尺度特征融合的算法在视觉层面上比较接近于 CycleGAN 的实验结果。但是，本章提出的基于多尺度融合的低曝光静脉图像增强算法更好地恢复低曝光静脉图像的细节信息，增强后的静脉图像更加接近于目标静脉图像。由表 7-4 可知，本章提出的模型在数值上相对于其他对比模型在 PSNR 和 SSIM 指标上均有较为明显的提升。

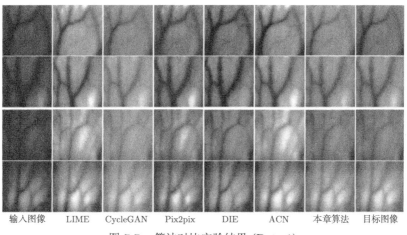

输入图像　　LIME　　CycleGAN　　Pix2pix　　DIE　　ACN　　本章算法　　目标图像

图 7-7　算法对比实验结果 (Data-1)

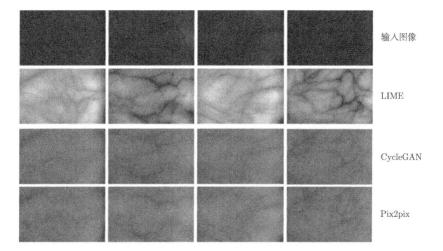

输入图像

LIME

CycleGAN

Pix2pix

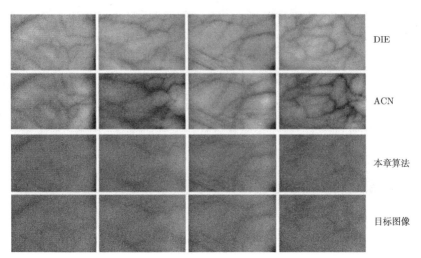

图 7-8　算法对比实验结果 (Data-2)

表 7-4　不同算法的 PSNR 和 SSIM 对比结果

算法	Data-1		Data-2	
	PSNR/dB	SSIM	PSNR/dB	SSIM
LIME	23.631	0.811	20.279	0.731
CycleGAN	20.047	0.836	25.280	0.867
Pix2pix	19.562	0.742	23.462	0.834
DIE	19.013	0.795	19.638	0.811
ACN	24.095	0.827	25.863	0.847
本章算法	28.932	0.837	28.012	0.873

7.4.5　静脉图像识别率对比实验

为了验证低曝光图像增强有利于提高静脉识别系统的准确率，将没有经过增强的低曝光静脉图像和增强过后的静脉图像进行静脉识别对比实验，体现低曝光图像增强的实际应用意义。由于实际采集的低曝光静脉图像规模较小，不利于训练静脉识别模型，而且在实际的应用场所中，静脉采集装置采集得到的静脉图像大多是正常曝光的图像，只是由于某些因素可能导致采集过程中偶然出现背景灰暗的低对比度静脉图像，因此，使用正常曝光的静脉图像训练经典的图像识别网络 VGG16，然后将没有经过增强的低曝光静脉图像和增强过的静脉图像作为网络的测试集，得到图像增强对静脉识别率的影响，Rank-One 识别结果如表 7-5 所示。由实验可知，在 Data-1 中，增强后的静脉图像识别率提高 60.359%，Data-2 的识别率提高 61.532%，验证了低曝光图像增强对静脉识别系统效果提升的有效性。

表 7-5　Rank-One 识别结果

数据集	正常曝光静脉图像	低曝光静脉图像	低曝光静脉增强后图像
Data-1	89.261%	26.517%	86.876%
Data-2	87.513%	26.047%	87.579%

7.5　本 章 小 结

本章提出一种基于多尺度特征融合的低曝光静脉图像增强方法,用于解决低曝光静脉图像背景灰暗、图像对比度低等问题。该模型由提出的静脉多尺度融合残差块堆叠构成,静脉多尺度融合残差块结合多尺度特征融合和通道注意力机制 SE 模块,以残差单元的形式构建而成,充分利用图像特征之间的内部相关性,并且提高具有更多空间上下文信息的特征通道的作用;在将残差块堆叠成网络模型时,残差块的结构避免因模型层数太多导致的梯度消失问题。实验中,可以根据实际任务情况使用不同数量的静脉多尺度融合残差块搭建模型用于图像增强,在保证实验效果的基础上降低模型参数量;经过对比实验,表明 SE 模块在提高模型的定量指标上的有效性。将本章算法和 LIME、CycleGAN、Pix2pix、DIE 以及 ACN 算法作对比,实验结果表明本章算法重建的静脉图像更加接近真实图像效果,并且在定量指标上优于其他对比算法。对图像进行识别率对比实验,增强后静脉图像的识别率有显著提高。

第 8 章　基于特征解耦学习的低曝光静脉图像增强

　　低曝光图像的特点是图像的背景灰暗，静脉纹理信息与背景很难区分，导致图像的对比度低；正常曝光静脉图像的特点是图像的背景明亮，静脉纹理信息丰富，图像的对比度较高。本章从低曝光图像和正常曝光静脉图像的特点出发，提出基于特征解耦学习的低曝光静脉图像增强模型。研究表明自编码网络在特征解耦学习领域表现出色，在一些任务中通过解耦出来的特征重建图像，实现图像增强。基于此，本章首先通过预训练的编码器-解码器提取背景明亮的静脉图像的特征；然后，将这个纹理特征作为网络的监督信息，通过两组编码器-解码器网络和生成对抗网络中的判别器对低曝光静脉图像进行静脉纹理特征和背景特征解耦；最后，通过低曝光静脉图像的纹理特征重建背景明亮的静脉图像，达到低曝光静脉图像增强的效果。

8.1　自编码网络与特征解耦学习

8.1.1　自编码网络

　　自编码网络是一种无监督学习神经网络，通过自动学习无标注数据的主要特征，并使用学习到的主要特征重构输入信号，从而给出比原始数据更好的特征描述。自编码网络具有较强的学习能力和较好的特征表示能力，因此，常用自编码网络生成的特征来取代原始数据，以得到更好的结果。最基本的模型可以视为三层的神经网络，即输入层、隐藏层、输出层，具体的网络结构如图 8-1 所示。其中，从输入到中间状态的过程为编码过程，从中间状态再回到输出的过程为解码过程，输入层的样本也会充当输出层的标签角色。编码器主要由一系列的卷积层组成，对图像的低级局部像素进行归类和分析，从而获得高阶语义特征，这些特征包含图像中所有物体的信息以及其大致的位置信息。解码器主要由反卷积组成，通过反卷积运算将这些语义信息对应到具体的像素点上恢复出目标图像。

　　这样构成的自动编码器可以捕捉代表输入数据的最重要因素，类似 PCA 算法 (主成分分析)[93]，找到可以代表原信息的主要成分。自动编码器在隐藏层对输入数据进行压缩，并且压缩过程会造成信息的丢失，通过网络的有效训练，可以尽量减少输入数据的信息丢失，最大化保留其主要特征。网络的损失函数使用最小化重构损失，损失函数 [122] 为

$$\min_{f_e, f_g} E_{x \sim p_{\text{data}}} \left[d_1 \left(p_{f_e(x)}, p_{\text{prior}} \right) \right] + E_{x \sim p_{\text{data}}} \left[d_2 \left(x, f_g \left(f_e \left(x \right) \right) \right) \right] \tag{8-1}$$

式中，x 为输入样本，其服从真实数据分布 p_{data}，即 $x \sim p_{\text{data}}$；p_{prior} 为数据的先验分布；潜在编码为 $p_{f_e(x)}$；d_1 是度量两个分布的距离函数，前一项是先验分布与潜在编码之间的距离差距，后一项表示重构损失；d_2 为输入与输出的距离函数；f_g 表示由编码器得到的输出。

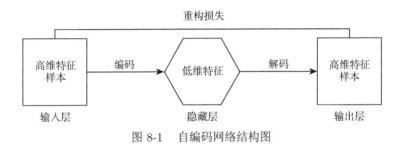

图 8-1　自编码网络结构图

8.1.2　特征解耦学习

在数据生成的过程中，很多可解释的属性或生成因子纠缠在一起，最终形成得到的数据 [158]。例如，一张人脸图像，包括眉毛、眼睛、鼻子、嘴唇等元素，配合人脸的呈现角度、拍摄亮度和摄像的参数得到。在使用普通编码器对图像编码时，这些构成图像的主要因素之间是耦合的，这使得在改变编码向量时，无法单独改变某一个特征而不影响其他的特征。如果将这些可解释的因素通过一些约束逆向解耦出来，并给出相应的表示，则相当于将整个图片的最主要信息进行抽象和总结。当获取到图像的最主要信息后，便可以使用一些数据处理方法实现特定的特征完成图像迁移或者图像增强等任务。

目前，许多领域都采用特征解耦。在早期的研究中，研究者尝试在包含文字的图中使用计算机视觉的一些方法将图和文字进行分离 [159]。在人脸识别 [160] 和其他人体特征身份认证时，希望将图像的身份信息与非身份信息分开，达到自适应身份识别的功能。在手写识别中，希望将文字的内容与文字的样式分开。在自动语音识别 [161] 中，希望将说话者和说话内容进行分离。这些文献有一个共同的特点，不同于视觉可以观察到的图像构成因素的分离，而是对抽象的身份信息的分离。文献 [162] 提出将识别任务中图像的标签信息和非标签信息进行分离，网络结构如图 8-2 所示。其中图 8-2 (a) 表示编码器 (S encoder) 和分类器 (S classifier)，用于提取图像的标签特征 S；图 8-2 (b) 表示网络的总体架构，在训练好 S 编码器之后，将图 8-2 (a) 中的网络参数固定，使用另外一个编码器 (Z encoder) 编码图像的信息，最后将图 8-2 (a) 中得到的 S 特征和 Z 特征一起送入解码器还原输入图像，再通过基于对抗网络的分类器训练 Z 特征和标签信息的对抗损失。网络的总体损失由重建损失和对抗损失组成，通过设置对抗损失的符号为负号，重建损失的符号为正号，使得在最小化网络的总体损失时，相当于最小化网络的重建损失和最大化对抗损失，迫使 Z 特征中不包含标签信息，达到 S 特征中包含标签信息而 Z 特征不包含标签信息的目的。在许多不同领域的数据集上进行实验均取得不错的实验效果，其中在一些包含同一物体的不同呈现角度、不同照明条件的数据集上，可以成功将物体识别出来，并分离出不同的方位角和背景，对图像进行重建。

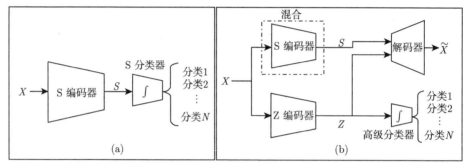

图 8-2　特征解耦学习示例图 (图片来源：文献 [162])

Yin 等 [163] 在文献 [162] 的基础上提出用于监控视频的人脸识别和人脸归一化的特征自适应网络，利用编码解码网络对人脸图像进行身份特征和非身份特征解耦，然后通过身份特征恢复人脸的图像。一些研究者还将特征解耦用于图像的增强，Li 等 [164] 将特征解耦的方法用于混合失真的图像修复。由于混合失真中的图像受到各种信息相互干扰的影响，这些影响不是相互独立的，本书通过神经网络的不同层表达不同的干扰特征，并且在特征表达之后采用一个特征聚合模块聚合有用的特征，生成更高质量的图像。

8.2　基于特征解耦学习的静脉图像增强网络

本章提出的基于特征解耦学习的低曝光静脉图像增强网络如图 8-3 所示。图中的蓝色部分表示预训练好的输入和输出都为正常曝光静脉图像的自编码网络 Enc_p，这使得其编码输出 f_{p_v} 为背景明亮下静脉图像的纹理特征。蓝色部分和绿色部分组成特征解耦网络，将预训练好的编码器 Enc_p、编码器 Enc_b 和生成对抗网络中的判别器 Dis 一同训练，将 Enc_b 编码得到的特征标注为 f_b，通过将 f_{p_v} 和 f_b 级联后的特征重构低曝光的静脉图像，使低曝光的静脉图像的背景信息与纹理信息分离，并在解码器后引入生成对抗损失，更好地进行特征解耦。橙色部分是图像增强网络，通过使用输入为低曝光静脉图像的编码器网络 Enc_v，将其编码输出 f_v 与特征解耦网络的 f_b 进行级联，得到与 f_{p_v} 和 f_b 级联相同的解码输出，使得 f_v 的编码输出与 f_{p_v} 相同，解码之后得到正常曝光的静脉图像，从而对低曝光静脉图像进行增强。

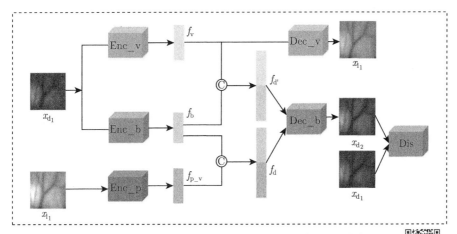

图 8-3　基于特征解耦学习的低曝光静脉图像增强网络框图

（扫码获取彩图）

8.2.1　静脉图像背景与纹理特征解耦网络

本章提出的特征解耦网络包括 5 个部分，分别是编码器 Enc_p、Enc_b 与解码器 Dec_p、Dec_b 以及判别器网络 Dis。为了将低曝光静脉图像的背景信息与静脉纹理信息进行分离，首先使用正常曝光的静脉图像训练编码器 Enc_p 与解码器 Dec_p，由于输入和输出都为正常曝光的静脉图像，使得 Enc_p 编码得到的特征为静脉图像的纹理特征：

$$f_{p\_v} = \mathrm{Enc\_p}\,(x_{l_1}) \qquad (8\text{-}2)$$

式中，f_{p_v} 为静脉图像的主要纹理特征；x_{l_1} 为输入的正常曝光静脉图像。然后，为了得到静脉图像的背景特征和静脉纹理特征，将低曝光静脉图像的背景信息和纹理信息进行分离，以便于后续单独利用静脉图像的主要纹理特征重建正常曝光的静脉图像，所以将低曝光的静脉图像输入到编码网络 Enc_b 中，处理过程为

$$f_b = \mathrm{Enc\_b}\,(x_{d_1}) \qquad (8\text{-}3)$$

式中，f_b 为 Enc_b 编码得到的低曝光静脉图像的主要信息，f_b 经过特征解耦后代表低曝光静脉图像的背景信息；x_{d_1} 为输入的低曝光静脉图像。在获取到静脉

纹理信息 $f_{\mathrm{p\_v}}$ 和低曝光静脉图像编码输出的 f_{b} 之后, 将两个特征进行级联:

$$f_{\mathrm{d}} = \mathrm{concate}\,(f_{\mathrm{b}}, f_{\mathrm{p\_v}}) \tag{8-4}$$

式中, f_{d} 为 f_{b} 和 $f_{\mathrm{p\_v}}$ 级联之后的特征; $\mathrm{concate}\,(\cdot)$ 为特征级联操作。再将 f_{d} 输入到解码器 Dec_b 中进行解码得到低曝光的静脉图像, 如式 (8-5) 所示:

$$x_{\mathrm{d}_2} = \mathrm{Dec\_b}\,(f_{\mathrm{d}}) \tag{8-5}$$

式中, x_{d_2} 为解码输出的低曝光静脉图像, 通过计算损失函数使 f_{d} 成为低曝光静脉图像的主要特征信息, 损失函数为

$$L_{\mathrm{Dec\_b}} = \|x_{\mathrm{d}_1} - x_{\mathrm{d}_2}\|_2^2 \tag{8-6}$$

式中, x_{d_1} 是输入的低曝光静脉图像; x_{d_2} 是解码输出的低曝光静脉图像。为了使低曝光静脉图像的纹理特征和背景特征的解耦效果更好, 使用文献 [124] 中的判别器网络对解码器重建的图像和目标图像进行真假判断。由于 f_{d} 是由预训练的自编码网络得到的正常曝光的静脉图像的纹理特征 $f_{\mathrm{p\_v}}$ 和输入为低曝光静脉图像编码得到的特征 f_{b} 级联得到, 通过将 f_{d} 恢复成低曝光静脉图像, 就可以迫使 f_{b} 编码得到的是低曝光静脉图像的背景特征。

三组编码器-解码器网络的结构都相同, 使用的网络参考 U-Net[107] 的结构。基于特征解耦学习的低曝光静脉图像增强中的编解码网络框图如图 8-4 所示。其中编码器和解码器采用对称结构, 编码器中还使用中间隐藏层提取更丰富的信息。使用 256×256 大小的图像训练网络, 编码器网络的详细结构参数如表 8-1 所示, 中间隐藏层的网络结构参数如表 8-2 所示, 解码器主要由卷积核大小为 3×3, 步长为 2 的反卷积组成。

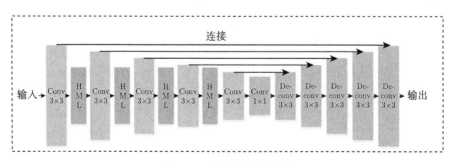

图 8-4　编解码网络框图

表 8-1 编码器网络详细参数

类型	输入通道	输入尺寸	卷积核大小	步长	填充	激活函数	输出
Input	3	256×256	—	—	—	—	—
E_Conv1	64	256×256	3×3	2	未填充	ReLU	E_1
HML	64	128×128	3×3	1	填充	—	—
E_Conv2	64	128×128	3×3	2	未填充	ReLU	E_2
HML	64	64×64	3×3	1	填充	—	—
E_Conv3	64	64×64	3×3	2	未填充	ReLU	E_3
HML	64	32×32	3×3	1	填充	—	—
E_Conv4	64	32×32	3×3	2	未填充	ReLU	E_4
HML	64	16×16	3×3	1	填充	—	—
E_Conv5	64	8×8	3×3	1	填充	ReLU	E_5
E_Conv6	128	8×8	1×1	—	填充	—	—

表 8-2 中间隐藏层详细参数

类型	输入	通道数	卷积核大小	步长	填充	激活函数	输出
HML-Conv1	—	64	3×3	2	未填充	ReLU	x
HML-Conv2	x	64	3×3	1	填充	sigmoid	x_c
HML-Conv3	x_c	64	3×3	2	未填充	—	x_1
Multiply	x_c, x_1	64	—	—	—	—	-

如表 8-1 可知，编码器使用多个卷积核大小为 3×3，步长为 1 的卷积层提取图像的特征，这样的卷积参数不会改变特征图的大小，这使得网络可以提取到更高层的语义信息。为了提取到更多维度的特征，编码器使用卷积核大小为 3×3，步长为 2 的卷积层改变特征的维度，特征图的大小变为原来的 1/2。整个编码器使用 5 个这样的卷积层，并且都作为编码器的输出，也就是说，编码器得到 5 个维度的特征作为输出。如表 8-2 所示，解码器使用卷积核大小为 3×3，步长为 2 的反卷积层重建图像，解码器的输入为编码器输出的 5 个不同维度的特征，最低维的特征是图像重建过程的第一个特征，每进行一次反卷积操作，特征图大小变为原来的 2 倍，直到重建为输入图像大小。在编码器最后使用 1×1 的卷积核对特征进行升维操作，使特征的维度变成原来的 2 倍，提高网络的特征表达能力。

在特征解耦过程中，使用特征级联操作时，输入是经过升维的编码器特征。在图像的重建过程中，如图 8-4 所示，为了将不同层的图像细节特征更好地融合，使用跨层连接的方式将编码器卷积单元的输出向后传递到解码器对应层作为输入，更有利于自编码网络学习抽象特征[165]。

8.2.2 静脉图像增强网络

将低曝光静脉图像的背景信息与纹理信息进行特征解耦之后，得到低曝光静脉图像的背景特征 f_b。如果静脉图像的背景特征被成功解耦的话，这就说明如果使用另外一个编码器对低曝光的静脉图像进行编码，再与背景特征 f_b 级联后生成低曝光的静脉图像，这个编码器编码得到的特征将会是静脉图像的主要的纹理信息，具体的过程如图 8-3 的橙色部分，从而使网络输入为低曝光图像、输出为正常曝光的静脉图像，实现图像增强的效果。

首先，将低曝光静脉图像输入编码器 Enc_v，得到特征：

$$f_v = \text{Enc\_v}(x_{d_1}) \tag{8-7}$$

式中，f_v 为 Enc_v 编码输出特征；x_{d_1} 为输入的低曝光静脉图像。

然后将 f_v 与之前特征解耦出来的背景特征 f_b 级联：

$$f_{d'} = \text{concate}(f_b, f_v) \tag{8-8}$$

将 $f_{d'}$ 输入到解码器 Dec_b 中进行解码得到正常曝光的静脉图像：

$$x_{d_2} = \text{Dec\_b}(f_{d'}) \tag{8-9}$$

式中，x_{d_2} 为解码输出的低曝光静脉图像，通过计算损失函数使 $f_{d'}$ 成为低曝光静脉图像的主要特征信息，损失函数如式 (8-10) 所示：

$$L_{\text{Dec\_b}} = \|x_{d_1} - x_{d_2}\|_2^2 \tag{8-10}$$

由于 f_d 和 $f_{d'}$ 解码输出都为低曝光的静脉图像的主要特征信息，并且两部分的解码使用相同的解码器，从而迫使 f_d 与 $f_{d'}$ 具有相同的特征向量，由于两者都是通过与背景特征 f_b 级联得到，这会使 f_v 与 f_{p_v} 非常接近。因为 f_{p_v} 是 Enc_p 对正常曝光的静脉图像编码而得到的，其解码输出也为正常曝光的静脉图像，因此使用 f_v 也能重建正常曝光的静脉图像：

$$x_{l_2} = \text{Dec\_v}(f_v) \tag{8-11}$$

式中，x_{l_2} 为解码输出的正常曝光静脉图像。故使用图中的编码器 Enc_v 与解码器 Dec_v 就可以使输入的低曝光静脉图像恢复成正常曝光下的静脉图像，解决低曝光静脉图像对比度低的问题。

8.3　识别实验与结果分析

8.3.1　实验数据集和模型训练过程

本章的实验模型训练步骤如下：首先训练编码器 Enc_p 与解码器 Dec_p。每层卷积层使用 ReLU 激活函数，网络的学习率设置为 2×10^{-4}。然后训练特征解耦网络 Enc_b 与 Dec_b、判别器 Dis。在固定以上模块的参数后，训练静脉图像增强网络 Enc_v 和 Dec_v，网络的学习率设置为 2×10^{-5}，在卷积层后使用 ReLU 激活函数。具体的训练顺序如表 8-3 所示。其中，预训练网络的样本数设置为 3，训练迭代 400 次，特征解耦学习网络的样本数设置为 2，训练迭代 800 次结束训练。实验网络中还使用 Adam 优化算法实现更高效的运算。由于 Data-2 中的数据集中图像较大，为了使图像细节信息得到更好的保留将中间隐藏层的卷积层数量增加 10。

表 8-3 网络训练顺序

训练顺序	输入	训练的模块	已被固定参数的模块
1	x_v	Enc_p、Dec_p	-
2	x_d	Enc_b、Dec_b、Dis	Enc_p、Dec_p
3	x_d	Enc_v、Dec_v	Enc_p、Dec_p、Enc_b、Dec_b、Dis

8.3.2 纹理特征重建图像对比实验

通过将 f_v 与 f_{p_v} 的特征重建图像进行比较，可以知道两者特征的相似程度，通过比较正常曝光静脉图像编码的主要纹理特征重建的图像和经过特征解耦后单独使用低曝光静脉图像的纹理特征重建的图像，从视觉层面和定量指标中观察两者的相似度。图 8-5 是对 Data-1 的实验结果图，图 8-6 是对 Data-2 的实验结果图，表 8-4 为其与目标图像计算定量指标 PSNR 和 SSIM 得到的实验结果。

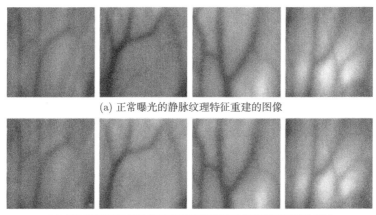

(a) 正常曝光的静脉纹理特征重建的图像

(b) 经特征解耦后单独使用低曝光静脉图像的纹理特征重建图像

图 8-5 Data-1 中静脉纹理特征重建图像对比

由表 8-4 可知，Data-1 和 Data-2 中经过特征解耦之后，单独使用低曝光静脉纹理重建的图像与目标图像的 PSNR 和 SSIM 都较正常曝光静脉图像纹理信息重建的图像小，表明特征解耦确实会丢失部分的静脉图像信息。从视觉效果上分析，图 8-5(a) 为 Data-1 中正常曝光的静脉纹理特征重建的图像，图 8-5 (b) 为经过特征解耦后单独使用低曝光静脉图像的纹理特征重建的图像，经过对比两者在视觉效果非常相似，仔细观察可知，图 8-5(a) 的部分结果重建的图像相对于图 8-5(b) 呈现背景较暗的现象，这可能是因为在总的模型训练过程中，将背景特征去除之后单独使用静脉纹理特征重建图像，减少低曝光静脉图像中灰暗背景的影响，从而使得经过特征解耦之后的静脉图像具有较为明亮的背景。但是，从结果图中可知，图 8-5 (b) 中的静脉图像相对于图 8-5 (a) 中的图像更为平滑，即图像出现模糊的趋势。这可能是因为特征解耦后静脉图像丢失部分纹理信息。虽然如此，静脉图像的基本拓扑结构和一些微小的静脉血管都得到恢复，表明模型可以较为有效地将低曝光静脉图像的背景特征和纹理特征进行分离。

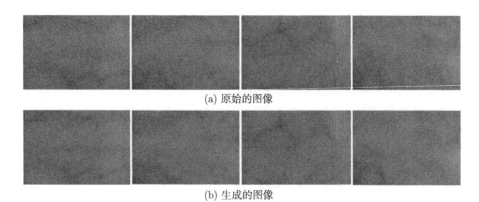

(a) 原始的图像

(b) 生成的图像

图 8-6　Data-2 中手掌静脉图像对比

表 8-4　**Dec_p 解码的静脉图像和 f_{p_v} 重建的静脉图像的 PSNR 和 SSIM**

	Data-1 PSNR	Data-1 SSIM	Data-2 PSNR	Data-2 SSIM
Dec_p 解码的静脉图像	31.254dB	0.937	34.586dB	0.946
f_{p_v} 重建的静脉图像	28.421dB	0.821	29.861dB	0.896

观察 Data-2 的实验结果图 8-6 可知，手掌静脉图像的预训练网络能有效提取掌静脉信息，生成的图像与原始的静脉图像视觉效果非常相似。由 8-6(b) 可以看出，掌静脉图像的重建也存在模糊的现象，并且比手背静脉图像模糊程度更深，由于手掌存在掌纹，并且掌静脉血管一般较细小，静脉血管纹路较多，因此特征解耦的难度也相应增大，丢失的细节信息比手背静脉图像数据集要多。虽然如此，相对于低曝光的静脉图像，重建后的图像在背景明亮度和图像对比度方面都有显著提高，表明特征解耦和图像增强的有效性。

8.3.3 与其他模型的对比实验

选取图像转换和低曝光图像增强中的相关算法 LIME[150]、CycleGAN[134]、Pix2pix[115]、DIE[151]、ACN 算法以及 VMFFN 算法作为对比实验模型进行相关实验，实验结果如图 8-7 和图 8-8 所示。为了避免视觉偏差带来的误差，计算图像的 PSNR 和 SSIM 进行定量分析，如表 8-5 所示。

从视觉效果上对实验结果进行定性分析。由图 8-7 可知，在 Data-1 数据集上，Pix2pix、DIE 算法对手背静脉图像的增强效果较差，静脉图像整体较暗，图像的对比度也较低，虽然图像中的一些比较细的静脉血管可见度相对于输入图像更高，但是较粗的静脉血管存在颜色和结构的失真现象，体现在静脉的纹理结构与背景的边界不明显、血管出现膨胀模糊，而且输入图像中原本较亮的局部图像出现过度增强的效果，图像的整体质量较差。在 Data-2 上，表明其对于图像光照信息的恢复具有一定效果，但是不能对手掌静脉图像的细节信息进行增强。LIME 算法和 ACN 算法可以较为有效地对静脉图像进行增强，增强后的静脉图像具有较明亮的背景，静脉的纹理和结构都较明显，图像整体效果较好。但是对于亮度信息分布较为不均匀的静脉图像，在一些较暗的局部无法进行亮度增强，导致原来的背景容易被当成静脉信息。在 Data-2 数据集上，LIME 和 ACN 算法表现较为相似，图像均呈现红紫色的色调，这是因为 Data-2 手掌静脉数据集中存在部分呈红紫色的图像，并且存在一部分底色呈红紫色的图像。从图 8-8 可知，LIME 和 ACN 虽然整体效果较好，但是其与目标图像的差距较大。CycleGAN 能较好地恢复低曝光静脉图像的亮度，对于较暗的局部图像增强效果较好，可以显示原来较暗局部的基本静脉纹理结构，比如图 8-7 的第四行图像的右下角，但是图像的对比度整体偏低，图像丢失部分细节信息。VMFFN 算法与本章提出的基于特征解

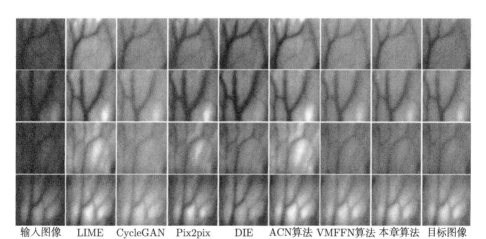

输入图像　　LIME　　CycleGAN　　Pix2pix　　DIE　　ACN算法　VMFFN算法　本章算法　目标图像

图 8-7　Data-1 不同算法对比实验结果

（扫码获取彩图）

耦学习的低曝光静脉图像增强算法的增强效果较为相似，图像的基本亮度信息得到恢复，原先较不明显的静脉血管也更加清晰，并且与目标数据集中的图像也较接近。

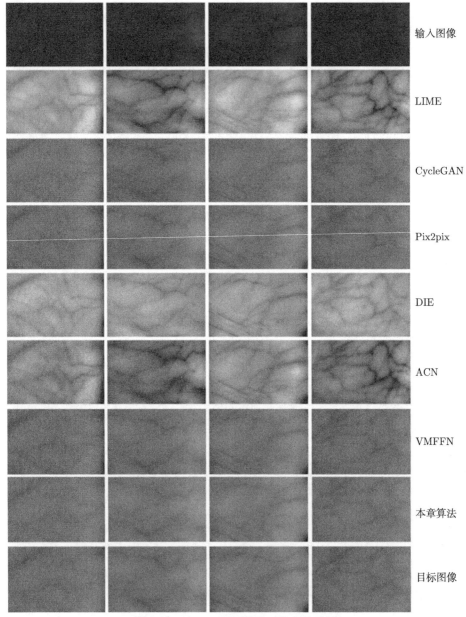

图 8-8　Data-2 不同算法对比实验结果

（扫码获取彩图）

表 8-5　不同算法的 PSNR 和 SSIM 对比结果

算法	Data-1		Data-2	
	PSNR/dB	SSIM	PSNR/dB	SSIM
LIME	23.631	0.811	20.279	0.731
CycleGAN	20.047	0.836	25.280	0.867
Pix2pix	19.562	0.742	23.462	0.834
DIE	19.013	0.795	19.638	0.811
ACN	24.095	0.827	25.863	0.847
VMFFN	28.932	0.837	28.012	0.873
本章算法	28.421	0.821	29.861	0.896

从 PSNR 和 SSIM 上对实验结果进行定量分析。由表 8-5 可知，本章算法在 PSNR 和 SSIM 上相对于其他的算法有较为明显的优势，模型效果与 VMFFN 算法较为接近。本章提出的基于特征解耦学习的低曝光静脉图像增强算法可以有效恢复掌静脉的亮度信息。虽然模型会在一定程度上丢失少量静脉图像细节信息，但是将背景特征与纹理特征分离，再通过纹理特征重构静脉图像可以有效避免图像背景对图像的影响，使生成的图像更加接近目标数据集中的静脉图像。总的来说，本章提出的算法在视觉效果及定量指标上均对低曝光静脉图像增强具有明显效果。

8.3.4　静脉图像识别率对比实验

为了验证低曝光图像增强有利于提高静脉识别系统的准确率，将没有经过增强的低曝光静脉图像和增强过后的静脉图像进行静脉识别对比实验，体现低曝光图像增强的实际应用意义。由于实际采集的低曝光静脉图像规模较小，不利于训练静脉识别模型，而且在实际的应用场所中，静脉采集装置采集得到的静脉图像大多是正常曝光的图像，只是由于某些因素可能导致采集过程中偶然出现背景灰暗的低对比度静脉图像。因此，使用正常曝光的静脉图像训练经典的图像识别网络 VGG16，然后将没有经过增强的低曝光静脉图像和增强过的静脉图像作为网络的测试集，得到图像增强对静脉识别率的影响，Rank-One 识别结果如表 8-6 所示。由实验可知，在 Data-1 中，增强后的静脉图像识别率提高 58.943%，Data-2 的识别率提高 60.091%，验证了低曝光图像增强对静脉系统验证效果提升的有效性。

表 8-6　Rank-One 识别结果

数据集	正常曝光静脉图像	低曝光静脉图像	低曝光静脉增强后图像
Data-1	89.261%	26.517%	85.460%
Data-2	87.513%	26.047%	86.138%

8.4　本章小结

　　本章提出一种基于特征解耦学习的低曝光静脉图像增强方法用于提高低曝光静脉图像的背景亮度，从而使静脉图像具有丰富的纹理信息。模型将低曝光静脉图像的背景特征和纹理特征进行解耦，并使用纹理特征重建静脉图像，去除低曝光静脉图像中灰暗背景的影响，达到图像增强的效果。实验表明，通过低曝光静脉图像的纹理特征重建的图像与正常曝光静脉图像提取到的纹理特征重建的图像在视觉效果上具有较高的相似度，表明特征解耦的有效性。最后，实验结果表明本章方法重建的静脉图像更加接近真实图像效果，并且在定量指标上优于其他对比方法。在经典的图像识别网络中对增强前后的静脉图像进行识别，增强后图像识别率大幅提高，表明低曝光静脉图像增强的实际意义。

参 考 文 献

[1] Grossauer H. A Combined PDE and Texture Synthesis Approach to Inpainting. Computer Vision ECCV, 2004, 3022: 214-224.

[2] Bugeau A, Bertalmio M, Caselles V. A comprehensive framework for image inpainting. IEEE Transactions on Image Processing, 2010, 19(10): 2634-2645.

[3] Yamauchi H, Haber J, Seidel H P. Image Restoration using Multiresolution Texture Synthesis and Image Inpainting. Proceedings Computer Graphics International, 2003: 120-125.

[4] Hao C Y, Chen Y D, Wu WChuanyan H, Yadang C, Wen W U, et al. Image completion with perspective constraint based on a single image. Science China(Information ences), 2015, 58(9): 110-121.

[5] 张红英, 彭启琮. 数字图像修复技术综述. 中国图象图形学报, 2007(1): 1-10.

[6] Bertalmio M, Vese L, Sapiro G, et al. Simultaneous structure and texture image inpainting. IEEE Transactions on Image Processing, 2003, 12(8): 707-712.

[7] Hays J , Efros A A . Scene completion using millions of photographs. Acm Transactions on Graphics, 2008, 51(10): 87-94.

[8] Efros A A , Leung T K. Texture Synthesis by Non-parametric Sampling. Proceedings of the Seventh IEEE International Conference on Computer Vision. Kerkyra: Greece, 2002.

[9] Li GB, Yu Y Z. Visual Saliency Detection Based on Multiscale Deep CNN Features. IEEE Transactions on Image Processing, 2016, 25(11): 5012-5024.

[10] Huang G, Liu Z, Laurens V, et al. Densely Connected Convolutional Networks. IEEE Conference on Computer Vision and Pattern recognition, 2017: 4700-4708.

[11] Redmon J, Farhadi A. YOLOv3: An Incremental Improvement, arXiv:1804.02767, 2018.

[12] Shelhamer E, Long J, Shelhamer E, Darrell T. Fully Convolutional Networks for Semantic Segmentation. IEEE Transactions on Pattern Analysis & Machine Intelligence, 2014, 39(4): 640-651.

[13] Ren S Q, He K, Girshick R, et al. Faster R-CNN: Towards Real-Time Object Detection with Region Proposal Networks. Advance in Neural Information Processing System, 2017, 39(6): 1137-1149.

[14] Zhao J, Mathieu M, Goroshin R, et al. Stacked What-Where Auto-encoders. Computer Science, 2015, 15(1):3563-3593.

[15] Path D, Krah P, Donahue J, et al. Context Encoders: Feature Learning by Inpainting. 2016 IEEE Conference on Computer Vision and Pattern Recognition (CVPR), 2016: 2536-2544.

[16] van den Oord A, Kalchbrenner N, Kavukcuoglu K. Pixel Recurrent Neural Networks. International Conference on Machine Learning, 2016.

[17] Lee S H, Grosse R, Ranganath R, et al. Unsupervised learning of hierarchical representations with convolutional deep belief networks. Communications of the Acm, 2011, 54(10): 95-103.

[18] Lee S , Huh S , Yoo D , et al. Rich feature hierarchies from omni-directional RGB-DI information for pedestrian detection. New York: International Conference on Ubiquitous Robots and Ambient Intelligence (URAI). IEEE, 2015: 362-367.

[19] Lecun Y, boser B, Denker J, et al. Backpropagation Applied to Handwritten Zip Code Recognition. Neural Computation, 1989, 1(4): 541-551.

[20] Krizhevsky A, Sytskever I, Hinton G. ImageNet Classification with Deep Convolutional Neural Networks. Advances in Neural Information Processing Systems, 2012, 25(2): 1097-1105.

[21] Donahue J, Jia Y, Vinyals O, et al. DeCAF: A Deep Convolutional Activation Feature for Generic Visual Recognition. JMLR.org, 2014, 32(4):1647-1655.

[22] Russakovsky O, Deng J, Su H, et al. ImageNet Large Scale Visual Recognition Challenge. International Journal of Computer Vision, 2015, 115(3): 211-252.

[23] Hinton E, Salakhutdinov R. Reducing the Dimensionality of Data with Neural Networks. Science, 2006, 313(5786): 504-507.

[24] Vincent P , Larochelle H , Bengio Y , et al. Extracting and composing robust features with denoising autoencoders. Helsinki, Finland: Machine Learning, Proceedings of the Twenty-Fifth International Conference, 2008. ACM, 2008.

[25] Goroshin R, Bruna J, Tompson J, et al. Unsupervised Learning of Spatiotemporally Coherent Metrics. IEEE International Conference on Computer Vision (ICCV), 2015: 4086-4093.

[26] Ramanathan V, Tang K, Mori G, et al. Learning Temporal Embeddings for Complex Video Analysis. ICCV, 2015: 4471-4479.

[27] Wang X, Gupta A. Unsupervised Learning of Visual Representations Using Videos, Proceedings of the IEEE International Conference on Computer Vision, 2015: 2794-2802.

[28] Agrawal P, Carreira J, Malik J. Learning to See by Moving. IEEE International Conference on Computer Vision (ICCV), 2015: 37-45.

[29] Jayaraman D, Grauman K. Learning Image Representations Tied to Ego-Motion. IEEE International Conference on Computer Vision (ICCV), 2015: 1413-1421.

[30] Bengio Y. Learning deep architectures for ai. Foundations & Trends in Machine Learning, 2009, 2(1): 1-127.

[31] Yeh R, Chen C, Lim T Y, et al. Semantic Image Inpainting with Perceptual and Contextual Losses. Computer Vision and Pattern Recognition, arXiv: 1607.07539, 2016.

[32] Yang C, Lu X, Lin Z, et al. High-Resolution Image Inpainting using Multi-Scale Neu-

ral Patch Synthesis. IEEE Conference on Computer Vision and Pattern Recognition (CVPR), 2017: 4076-4084.

[33] Ulyanov D, Vedaldi A, Lempitsky V. Deep Image Prior. IEEE/CVF Conference on Computer Vision and Pattern Recognition, 2017.

[34] Song Y, Chao Y, Zhe L, et al. Image Inpainting using Multi-Scale Feature Image Translation., Computer Vision and Pattern Recognition, arXiv: 1711.08590, 2017.

[35] Oord A, Kalchbrenner N, Vinyals O, et al. Conditional Image Generation with Pixel-CNN Decoders. Advances in Neural Information Processing Systems, 2016, 29.

[36] Nguyen M X, Yuan X, Chen B. Geometry completion and detail generation by texture synthesis. Visual Computer., 2005, 21(8): 669-678.

[37] Iizuka S, Simo-Serra E, Ishikawa H. Globally and locally consistent image completion. ACM Transactions on Graphics, 2017, 36(4): 1-14.

[38] Telea A. An Image Inpainting Technique Based on the Fast Marching Method. Journal of Graphics Tools, 2004, 9(1): 23-34.

[39] Ranzato M, Mnih V, Susskind J M, et al. Modeling Natural Images Using Gated MRFs. IEEE Transactions on Pattern Analysis and Machine Intelligence, 2013, 35(9): 2206-2222.

[40] Goodfellow I, Pouget-Abadie J, Mirza M, et al. Generative Adversarial Nets. Neural Information Processing Systems. MIT Press, 2014.

[41] Bodin E, Malik I, Ek C H, et al. Nonparametric Inference for Auto-Encoding Variational Bayes, Statistics, 2017.

[42] Radford A, Metz L, Chintala S. Unsupervised Representation Learning with Deep Convolutional Generative Adversarial Networks. Computer ence, 2015.

[43] Shivkumar J V. Analysis of retinal vessel networks using quantitative descriptors of vascular morphology. Dissertations & Theses - Gradworks, 2012.

[44] Aldiri B, Hunter A, Steel D, et al. Joining retinal vessel segments. IEEE International Conference on Bioinformatics & Bioengineering, 2008: 847.

[45] Caliva F , Hunter A , Chudzik P , et al. A fluid-dynamic based approach to reconnect the retinal vessels in fundus photography. Annual International Conference of the IEEE Engineering in Medicine and Biology Society (EMBC), 2017: 360-364.

[46] 李振娟, 贾桂敏, 杨金锋, 等. 手指静脉图像血管网分形修复方法. 信号处理, 2019, 2019(8): 1334-1342.

[47] Li Z J, Jia G M, Yang J F, et al. Vascular Network Restoration Method for Finger-vein Images Based on Fractal. Journal of Signal Processing, 2019(8): 1334-1342. 2019.

[48] Pizer S M, Amburn E P, Austin J D, et al. Adaptive Histogram Equalization and Its Variations. Computer Vision Graphics & Image Processing, 1987, 39(3):355-368.

[49] Kim Y T. Contrast Enhancement Using Brightness Preserving Bi-histogram Equalization. IEEE Transaction on Consumer Electronics, 1997, 1(43):1-8.

[50] Singh K, Kapoor R. Image Enhancement Using Exposure Based Sub Image Histogram Equalization. Pattern Recognition Letters, 2014(36):10-14.

[51] Rani S, Kumar A. Illumination Based Sub Image Histogram Equalization: A Novel Method of Image Contrast. International Journal of Computer Applications, 2015, 119(20): 14-19.

[52] Tan S F, Isa A M. Exposure Based Multi-Histogram Equalization Contrast Enhancement for Non-Uniform Illumination Images. IEEE Access, 2019(7):70842-70861.

[53] Garg R, Mittal B, Garg S. Histogram Equalization Techniques for Image Enhancement. International Journal of Electronic & Communication Technology, 2011, 2(1):107-111.

[54] Singh K, Kapoor R, Sinha S K. Enhancement of Low Exposure Images Via Recursive Histogram Equalization Algorithms. Optik International Journal for Light and Electron Optics, 2015, 126(20): 2619-2625.

[55] Kong N, Ibrahim H, Hoo A. A Literature Review on Histogram Equalization and Its Variations for Digital Image Enhancement. Ijimt Org, 2013, 4(4):386-389.

[56] 李乐鹏, 孙水发, 夏冲, 等. 直方图均衡技术综述. 计算机系统应用, 2014(3):1-8.

[57] Land E. Lightness and Retinex Theory. Journal of the Optical Society of America, 1971, 61(1): 1-11.

[58] 谢凤英, 汤萌, 张蕊. 基于 Retinex 的图像增强方法综述. 数据采集与处理, 2019, 34(1):1-11.

[59] Park S, Yu S, Moon B, et al. Low-light Image Enhancement Using Variational Optimization Based Retinex Model. IEEE Transactions on Consumer Electronics, 2017, 63(2):178-184.

[60] Al-Hashim M A, Al-Meen Z. Retinex-based Multiphase Algorithm for Low-Light Image Enhancement. Traitement du Signal, 2020, 37(5):733-743.

[61] Li M, Liu J, Yang W, et al. Joint Denoising and Enhancement for Low-Light Images via Retinex Model. International Forum on Digital TV and Wireless Multimedia Communications, 2018:91-99.

[62] Yang J Y, Xu Y, Yue H, et al. Low Light Image Enhancement Based on Retinex Decomposition and Adaptive Gamma Correction. Image Processing, 2020(6):1189-1202.

[63] Zeiler M D, Fergus R. Visualizing and Understanding Convolutional Networks. European Conference on Computer Vision, 2014: 818-833.

[64] Huang G, Liu Z, Laurens V, et al. Densely Connected Convolutional Networks. IEEE Computer Society, 2016:4700-4708.

[65] Szegedy C, Wei L, Jia Y, et al. Going Deeper with Convolutions. IEEE Computer Society, 2014:1-9.

[66] Wei C, Wang W, Yang W, et al. Deep Retinex Decomposition for Low-Light Enhancement. Computer Vision and Pattern Recognition, 2018:1-12.

[67] Wang J, Tan W, Niu X, et al. RDGAN: Retinex Decomposition Based Adversarial Learning for Low-Light Enhancement. 2019 IEEE International Conference on Multimedia and Expo (ICME), 2019:1186-1191.

[68] 刘佳敏, 何宁, 尹晓杰. 基于 Retinex-UNet 算法的低照度图像增强. 计算机工程与应用, 2020, 56(22):211-216.

[69] Long H P, Trn N N, Jeon J W. Low-Light Image Enhancement for Autonomous Driving Systems using DriveRetinex-Net. The Fifth International Conference on Consumer Electronics (ICCE) Asia 2020, 2020:390-393.

[70] Park S, Yu S, Kim M, et al. Dual Autoencoder Network for Retinex-Based Low-Light Image Enhancement. IEEE Access, 2018:22084-22093.

[71] Shen L, Yue Z, Feng F, et al. MSR-net:Low-light Image Enhancement Using Deep Convolutional Network. Computer Vision and Pattern Recognition, arXiv: 1711. 02488, 2017.

[72] Wang W, Chen W, Yang W, et al. GLADNet: Low-Light Enhancement Network with Global Awareness. IEEE International Conference on Automatic Face & Gesture Recognition (FG 2018), 2018:751-755.

[73] Lore K G, Akintayo A, Sarkar S. LLNet: A Deep Autoencoder Approach to Natural Low-light Image Enhancement. Pattern Recognition, 2017(61):650-662.

[74] Lv F, Lu F, Wu J, et al. MBLLEN: Low-light Image/Video Enhancement Using CNNs. Machine Vision Conference, 2018:1-13.

[75] Lv F F, Li Y, Lu F. Attention-guided Low-light Image Enhancement. Electrical Engineering and Systems Science, Computer Vision and Pattern Recognition, arXiv: 1908. 00682, 2019.

[76] Zhang C, Yan Q, Zhu Y, et al. Attention-based network for low-light image enhancement. IEEE International Conference on Multimedia and Expo, 2020.

[77] Li T, Zhu C, Xiang G, et al. LLCNN: A Convolutional Neural Network for Low-light Image Enhancement. Visual Communications & Image Processing, 2018:1-4.

[78] Ke X, Lin W, Chen G, et al. EDLLIE-Net: Enhanced Deep Convolutional Networks for Low-Light Image Enhancement. 2020 IEEE 5th International Conference on Image, Vision and Computing (ICIVC), 2020:59-68.

[79] Ravirathinam P, Goel D, Ranjani J. C-LIENet: A Multi-Context Low-light Image Enhancement Network. IEEE Access, 2021(99):1-12.

[80] Wang X, Girshick R, Gupta A, et al. Non-local Neural Networks. IEEE Conference on Computer Vision and Pattern Recognition, 2018:7794-7803.

[81] Jiang Y, Gong X, Liu D, et al. EnlightenGAN: Deep Light Enhancement without Paired Supervision. IEEE Transactions on Image Processing, 2021(30):2340-2349.

[82] Qu Y, Chen K, Ou Y. UMLE: Unsupervised Multi-discriminator Network for Low Light Enhancement. IEEE International Conference on Robotics and Automation (ICRA), 2020: 4318-4324.

[83] Xiong W, Liu D, Shen X, et al. Unsupervised Real-world Low-light Image Enhancement with Decoupled Networks. ICPR, 2020: 457-463.

[84] Sahba F, TizhooshI H R. Filter Fusion for Image Enhancement Using Reinforcement Learning. IEEE Ccece Canadian Conference on Electrical & Computer Engineering, 2003(2): 847-850.

[85] Hu Y, He H, Xu C, et al. Exposure: A White-Box Photo Post-Processing Framework.

ACM Transactions on Graphics, 2018, 37(2):21-26.

[86] Kosugi S, Yamasaki T. Unpaired Image Enhancement Featuring Reinforcement-Learning-Controlled Image Editing Software. Assoc Advancement Artificial Intelligence, 2019, 34: 11296-11303.

[87] Park J, Lee J, Yoo D, et al. Distort-and-Recover: Color Enhancement Using Deep Reinforcement Learning. IEEE/CVF Conference on Computer Vision and Pattern Recognition, 2018:5928-5936..

[88] Yang J, Yang J. Multi-Channel Gabor Filter Design for Finger-Vein Image Enhancement. Proceedings of the Fifth International Conference on Image and Graphics, 2009:87-91.

[89] Yang J, Yan M. An Improved Method for Finger-vein Image Enhancement. IEEE 2010 10th International Conference on Signal Processing (ICSP 2010), 2010:1706-1709.

[90] Ezhilmaran D, Joseph P. Finger Vein Image Enhancement Using Interval Type-2 Fuzzy Sets. 2017 International Conference on I-SMAC (IoT in Social, Mobile, Analytics and Cloud) (I-SMAC), 2017:271-274.

[91] 蔡超峰, 任景英. 基于直方图均衡化的手背静脉图像对比度增强. 计算机应用, 2013, 33(04): 1125-1127.

[92] 鲁周迅, 张彬彬. 一种新的手背静脉分割方法. 微电子学与计算机, 2014(8):25-28.

[93] Narasimhan S G, Nayar S K. Removing Weather Effects from Monochrome Images. in Proceedings of the IEEE Computer Society Conference on Computer Vision and Pattern Recognition, 2001(2):186-193.

[94] Wang G, Wang J, Ming L, et al. Hand Vein Image Enhancement Based on Multi-Scale Top-Hat Transform. Cybernetics and Information Technologies, 2016, 16(2):125-134.

[95] Wu Z, Zhou Y, Hu X, et al. A Vein Image Enhancement Algorithm for the Multispectral Illumination. IEEE International Conference on Imaging Systems & Techniques, 2014:332-336.

[96] Zhao J, Tian H, Xu W, et al. A New Approach to Hand Vein Image Enhancement. Second International Conference on Intelligent Computation Technology & Automation, 2009:499-501.

[97] Gurunathan V, Bharathi S, Sudhakar R. Image Enhancement Techniques for Palm Vein Images. International Conference on Advanced Computing & Communication Systems, 2015:1-5.

[98] Min P, Wang C, Tong C, et al. A Methodology for Palm Vein Image Enhancement and Visualization. Online Analysis & Computing Science, 2016:57-60.

[99] Lei L, Xi F, Chen S. Finger-Vein Image Enhancement Based on Pulse Coupled Neural Network. IEEE Access, 2019, 7(99):57226-57237.

[100] Iii A D, Li D, Vu T, et al. Reconstructing Undersampled Photoacoustic Microscopy Images Using Deep Learning. IEEE Transactions on Medical Imaging, 2021, 40(2):562-570.

[101] Kashihara K. Deep Convolutional Neural Networks improve vein image quality. IEEE

International Symposium on Computational Intelligence & Informatics, Budapest, Hungary, 2016:209-212.

[102] Du S, Yang J, Zhang H, et al. FVSR-Net: An End-to-end Finger Vein Image Scattering Removal Network. Multimedia Tools and Applications, 2021, 80(7):10705-10722.

[103] Hong D, Liu W, Xin W, et al. Robust Palmprint Recognition Based on the Fast Variation Vese-Osher Model. Neurocomputing, 2016, 174(13):999-1012.

[104] 岳峰. 面向身份识别的掌纹特征提取和匹配方法研究. 哈尔滨: 哈尔滨工业大学, 2010.

[105] Kanhangad V, Kumar A, Zhang D. A Unified Framework for Contactless Hand Verification. IEEE Transactions on Information Forensics & Security, 2011, 6(3):1014-1027.

[106] Kocer H E, Tutumlu H, Allahverdi N. An Efficient Hand Dorsal Vein Recognition Based on Neural Networks. Journal of Selcuk University Natural & Applied Science, 2012, 1(3):254-261.

[107] Ronneberger O, Fischer P, Brox T. U-Net: Convolutional Networks for Biomedical Image Segmentation. Cham: Springer, 2015:234-241.

[108] Dai J, Qi H, Xiong Y, et al. Deformable Convolutional Networks. 2017 IEEE International Conference on Computer Vision, 2017: 764-773.

[109] Gatys L A, Bethge M, Hertzmann A, et al. Preserving Color in Neural Artistic Style Transfer. arXiv: 1606.05897, 2016.

[110] Johnson J, Alahi A, Li F F. Perceptual Losses for Real-Time Style Transfer and Super-Resolution., European Conference on Computer Vision, 2016, 9906: 694-711.

[111] Simonyan K, Zisserman A. Very Deep Convolutional Networks for Large-Scale Image Recognition. Computer Science, arXiv: 1409.1556, 2014.

[112] Barnes L, Shechtman E, Finkelstein A, et al. Patch Match: A Randomized Correspondence Algorithm for Structural Image Editing. Acm Transactions on Graphics, 2009, 28(3): 1-11.

[113] Brahim ouali. Peak signal-to-noise ratio. MATLAB, Central File Exchange, Mathworks, 2023.

[114] Sampat M P, Wang Z, Gupta S, et al. Complex Wavelet Structural Similarity: A New Image Similarity Index. IEEE Transactions on Image Processing A Publication of the IEEE Signal Processing Society, 2009, 18(1): 2385-401.

[115] Isola P, Zhu J Y, Zhou T, et al. Image-to-Image Translation with Conditional Adversarial Networks. CVPR, 2016: 5967-5976.

[116] Wang T C, Liu M Y, Zhu J Y, et al. High-Resolution Image Synthesis and Semantic Manipulation with Conditional GANs. Proceedings of the IEEE Computer Society Conference on Computer Vision and Pattern Recognition, 2017: 8798-8807.

[117] Zhang H, Xu T, Li H, et al. StackGAN: Text to Photo-realistic Image Synthesis with Stacked Generative Adversarial Networks. IEEE International Conference on Computer Vision, 2016, 41(8): 1947-1962.

[118] Ledig C, Theis L, Huszar F, et al. Photo-Realistic Single Image Super-Resolution Using a Generative Adversarial Network. Statistics, 2017 IEEE Conference on Computer

Vision and Pattern Recognition, 2017: 105-114.

[119]   Yu F, Koltun V. Multi-Scale Context Aggregation by Dilated Convolutions. Computer Science, arXiv: 1511.07122, 2015.

[120]   Buades A , Coll B , Morel J M . A non-local algorithm for image denoising. 2005 IEEE computer Society conference on Computer Vision and Pattern Recognition, 2005.

[121]   Zhang H, Goodfellow I J, Metaxas D N, et al. Self-Attention Generative Adversarial Networks. International Conference on Machine Learning, 2019.

[122]   Kingma D P, Welling M. Auto-Encoding Variational Bayes. Machine Learning, arXiv: 1312.6114, 2022.

[123]   Chen X, Duan Y, Houthooft R, et al. InfoGAN: Interpretable Representation Learning by Information Maximizing Generative Adversarial Nets. Machine Learning, 2016: 29.

[124]   Luan T, Xi Y, Liu X. Disentangled Representation Learning GAN for Pose-Invariant Face Recognition. CVPR, 2017: 1283-1292.

[125]   Bao J, Dong C, Fang W, et al. Towards Open-Set Identity Preserving Face Synthesis. Proceedings of the IEEE Computer Society Conference on Computer Vision and Pattern Recognition, 2018: 6713-6722.

[126]   Liu Y, Wei F, Shao J, et al. Exploring Disentangled Feature Representation Beyond Face Identification. Proceedings of the IEEE Computer Society Conference on Computer Vision and Pattern Recognition, 2018: 2080-2089.

[127]   Zhu J Y, Zhang R, Pathak D, et al. Toward Multimodal Image-to-Image Translation. 31st Conference on Neural Information Processing System, 2011.

[128]   Almahairi A, Rajeswar S, Sordoni A, et al. Augmented CycleGAN: Learning Many-to-Many Mappings from Unpaired Data. 35th International Conference on Machine Learning, 2018: 80.

[129]   Huang X, Liu M Y, Belongie S, et al. Multimodal Unsupervised Image-to-Image Translation. Lecture Notes in Computer Science, 2018, 11207: 179-196.

[130]   Lee H Y, Tseng H Y, Huang J B, et al. Diverse Image-to-Image Translation via Disentangled Representations. Lecture Notes in Computer Science, 2018, 11205: 36-52.

[131]   Gatys L A, Ecker A S, Bethge M. Image Style Transfer Using Convolutional Neural Networks. CVPRLas Vegas, 2016: 2414-2423.

[132]   Zhou S C, Xiao T H, Yang Y, et al. GeneGAN: Learning Object Transfiguration and Attribute Subspace from Unpaired Data. arXiv:1705.04932, 2017.

[133]   Lin Y, Chen J, Cao Y, et al. Cross-domain recognition by identifying compact joint subspaces of source domain and target domain. IEEE Transactions on cybernetics, 2017, 47(4): 1090-1101.

[134]   Zhu J Y, Park T, Isola P, et al. Unpaired Image-to-Image Translation using Cycle-Consistent Adversarial Networks. IEEE International Conference on Computer Vision, 2017: 2242-2251.

[135]   Chen Q, Koltun V. Photographic Image Synthesis with Cascaded Refinement Networks. IEEE International Conference on Computer Vision. 2017: 1520-1529.

[136] Mnih V, Kavukcuoglu K, Silver D, et al. Playing Atari with Deep Reinforcement Learning. Computer Science, 2013:1-9.

[137] Volodymyr M, Koray K, David S, et al. Human-level Control Through Deep Reinforcement Learning. Nature, 2015, 518(7540):529-533.

[138] Baxter J, Bartlett P L, Weaver L. Experiments with Infinite-Horizon, Policy-Gradient Estimation. Artificial Intelligence Research, 2001, 15(1):351-381.

[139] Grondman I, Busoniu L, Lopes G, et al. A Survey of Actor-Critic Reinforcement Learning: Standard and Natural Policy Gradients. IEEE Transactions on Systems Man & Cybernetics Part C, 2012, 42(6):1291-1307.

[140] Watkins C J C H. Learning From Delayed Rewards. Cambridge: University of Cambridge, 1989.

[141] Sutton R S, Mcallester D, Singh S, et al. Policy Gradient Methods for Reinforcement Learning with Function Approximation. Submitted to Advances in Neural Information Processing Systems, 2000(12):1057-1063.

[142] 詹亮. 深度学习在强化学习中的应用研究. 成都：电子科技大学, 2020.

[143] 刘全, 翟建伟, 章宗长, 等. 深度强化学习综述. 计算机学报, 2018, 41(1):1-27.

[144] Mohamed S, Rosca M, Figurnov M, et al. Monte Carlo Gradient Estimation in Machine Learning. Journal of Machine Learning Research, 2020, 21(132):1-62.

[145] Li R, Zhang X, Chen G, et al. Multi-negative Samples with Generative Adversarial Networks for Image Retrieval Science Direct. Neurocomputing, 2020, 394:146-157.

[146] Arjovsky M, Chintala S, Bottou L. Wasserstein GAN. Machine Learing, arXiv: 1701. 07875, 2017.

[147] Wang Q, Chen W, Wu X, et al. Detail-enhanced Multi-scale Exposure Fusion in YUV Color Space. IEEE Transactions on Circuits and Systems for Video Technology, 2020, 30(8):2418-2429.

[148] Li Z G, Zheng J H, Rahardja S. Detail-enhanced Exposure Fusion. IEEE Trans Image Process, 2012, 21(11):4672-4676.

[149] Farbman Z, Fattal R, Lischinski D, et al. Edge-preserving Decompositions for Multi-scale Tone and Detail Manipulation. ACM Transactions on Graphics, 2008, 27(3):67(1-10).

[150] Guo X, Yu L, Ling H. LIME: Low-light Image Enhancement via Illumination Map Estimation. IEEE Transactions on Image Processing, 2017, 26(2):982-993.

[151] Zhang Q, Nie Y, Zheng W S. Dual Illumination Estimation for Robust Exposure Correction. Computer Graphics Forum, 2019, 38(7):243-252.

[152] Jie H, Li S, Gang S, et al. Squeeze-and-Excitation Networks. in IEEE Transactions on Pattern Analysis and Machine Intelligence, 2020, 42(8): 2011-2023.

[153] Zhao H, Shi J, Qi X, et al. Pyramid Scene Parsing Network. IEEE Conference on Computer Vision and Pattern Recognition (CVPR), 2017, 1:6230-6239.

[154] He K, Zhang X, Ren S, et al. Deep Residual Learning for Image Recognition. IEEE Conference on Computer Vision and Pattern Recognition (CVPR), Las Vegas, USA,

2016:770-778.

[155] 郭玥秀, 杨伟, 刘琦, 等. 残差网络研究综述. 计算机应用研究, 2020, 37(5):1292-1297.

[156] Lin T, Dollár P, Girshick R, et al. Feature Pyramid Networks for Object Detection. IEEE Conference on Computer Vision and Pattern Recognition (CVPR), 2017:936-944.

[157] Wang C, Xing X, Su Z, et al. DCSFN: Deep Cross-scale Fusion Network for Single Image Rain Removal. ACM International Conference on Multimedia, 2020:1643-1651.

[158] Bengio Y, Courville A, Vincet P. Resentation Learning: A Review and New Perspectives. IEEE Transitions on Pattern Analysis and Machinine International, 2013, 35(8):1798-1828.

[159] Fletcher L A, Kasturi R. A Robust Algorithm for Text String Separation from Mixed Text/Graphics Images. IEEE Transactions on Pattern Analysis and Machine Intelligence, 1988, 10(6):910-918.

[160] Wen Y, Zhang K, Li Z, et al. A Discriminative Feature Learning Approach for Deep Face Recognition. Cham: Springer International Publishing, 2016:499-515.

[161] Tenenbaum J B, Freeman W T. Separating Style and Content. Advances in Neural Information Processing Systems, 1997(9):662-668.

[162] Hadad N, Wolf L, Shahar M. A Two-Step Disentanglement Method. 2018 IEEE/CVF Conference on Computer Vision and Pattern Recognition (CVPR), Salt Lake City, UT, USA, 2018: 772-780.

[163] Yin X, Tai Y, Huang Y, et al. FAN: Feature Adaptation Network for Surveillance Face Recognition and Normalization. Lecture Notes in Computer Science. 2020.

[164] Li X, Jin X, Lin J, et al. Learning Disentangled Feature Representation for Hybrid-distorted Image Restoration. Cham: Springer International Publishing, 2020:313-329.

[165] 董剑峰. 卷积自编码器图像特征学习方法及其应用. 南京：南京大学, 2018.

后　记

随着生物特征识别技术在信息安全领域的广泛应用，静脉识别技术因其非接触、隐蔽性高等方面的优势得到快速发展。对静脉识别系统而言，如何对静脉表征信息进行有效的学习是提升其准确率和稳定性的关键。静脉图像在成像过程中容易受人体生物组织的差异以及采集时间不同、环境光线变化等外界因素的影响，出现采集到的静脉图像不完整、曝光不足的情况，导致静脉图像细节信息丢失、背景灰暗、拓扑结构不明显、对比度低等，造成系统对静脉信息表征学习能力不足的问题。

本书提出的算法在静脉图像修复与识别方向虽然取得一定的成效，但是由于对深度学习理论研究的不足，算法尚存在着一些问题。因此，本书提出的算法后续仍需要进行深入的研究，主要包括以下几方面：

(1) 算法修复的手背静脉缺失图像的效果与原始图像虽然相似，但是仍存在一些细节问题，如一些亮度、部分区域像素值分布等与原始图像具有差异。如何有效训练生成与原始图像差异度小的修复效果仍是后续研究的方向。

(2) 修复算法虽然达到一定的修复效果，但修复算法仅注重可行性，尚未注重算法的优化和高效等方面。

(3) 在使用对抗生成网络进行点与线关系学习时，未对网络进行有效的优化，没有达到平衡，因此，如何生成高质量的图像是亟须解决的问题。

(4) 基于合成的低曝光静脉图像数据集进行训练时，采集小型的低曝光静脉图像数据集，但数据集作为模型的测试集，其包含的实际低曝光静脉图像数量较少，从而影响模型发挥最优的性能。在后续的研究工作中可以从合成更加真实的低曝光静脉图像数据集或者采集大型的低曝光静脉图像数据集出发，提高图像增强效果。

(5) 提出的基于多尺度特征融合和基于特征解耦学习的低曝光静脉图像增强方法主要是对静脉图像的背景亮度进行恢复，提高静脉图像的对比度，未来的研究可以结合细节和边缘增强的方法进一步增强细小的纹理和边缘信息，使静脉图像包含更丰富的信息。

(6) 提出的低曝光静脉图像增强方法更加注重图像的增强效果，对于模型的高效和实时性要求考虑较少，后续的研究工作可结合更高效的网络搭建轻量化的增强模型，提高算法在现实场景中的应用能力。